U0111880

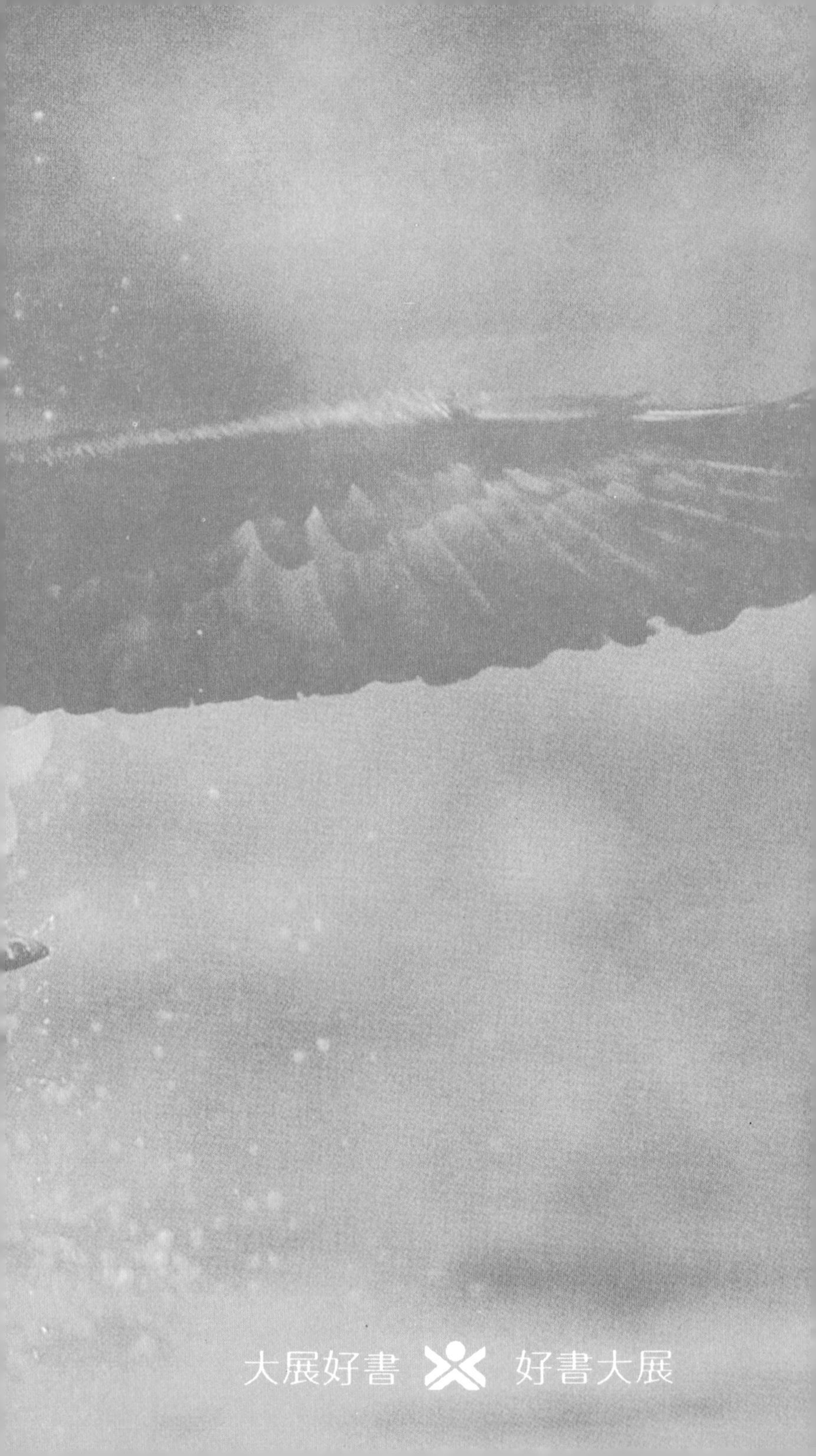
大展好書 好書大展

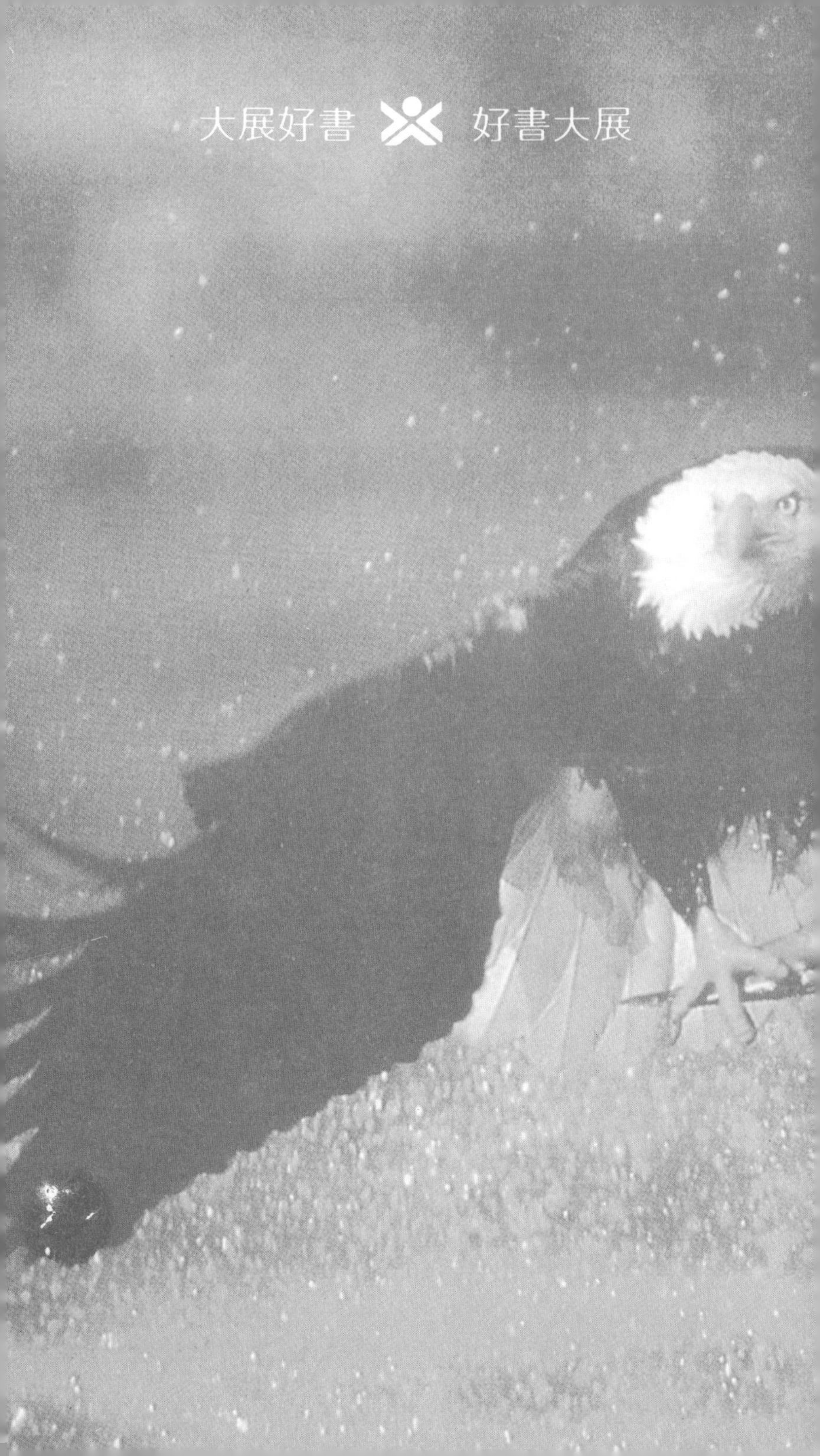
大展好書　好書大展

貼藥健康法

松原英多／著
劉雪卿／譯

55
健康天地

前　言

貼藥能夠治療內臟疾病。

或許有人不相信，但是這卻是事實。一般人只有在肩膀酸痛或扭傷時才會想到使用貼藥。

了解自己的身體，就知道貼藥能對各種疾病奏效。

雖然有人使用貼藥來治病，但是方法不對。

本書以圖解方式說明貼法的秘訣，藉此能使效果提昇數十倍，能夠在家庭中簡單地施行。

不過，仍有一些注意事項如下：

①引起斑疹

即使廠商不斷地進行研究改良，但是依然有人會出現斑疹。一旦覺得發癢、發紅，就要趕緊撕下來。

②**不要貼在長毛處**

頭部或有毛的部位，即使貼了也無效，因為不能與皮膚緊密結合。此外，例如眉間等部位，在使用貼藥時要注意大小，以免貼到毛，撕的時候，也會連毛一併撕下來。

③**避色在眼睛附近**

有些貼藥含有薄荷成分，一旦貼在眼睛附近，容易產生刺痛感，至少要距離一～一·五公分。

松原英多

目錄

第2章　為何貼藥有效

第3章　提昇十倍效果的貼法

第4章　圖解—一目了然的症狀別貼法

第1章

貼藥的驚人效用

◉藥效集中就能夠奏效

前來我的診療室的中高年齡患者，常常在肩膀或腰部貼上貼藥。

「我以爲全部撕下，真是對不起！」

他們會邊笑邊問：

「貼藥是否有效呢？雖然感覺舒服，不過，感覺好像有效又好像無效，也許是一種心理作用，請問它是否真的有效呢？」

貼藥真的很有效。就是在布上塗藥，直接貼在患部。塗抹在布上的藥，能迅速被患部吸收，因此比塗藥更有效。

這個原理是應用皮膚科的「貼布治療法」。光是塗抹軟膏，碰及衣服時，軟膏就會消失，因此利用貼布遮蓋，軟膏就不會消失，而容易被吸收。事實上，效果較塗抹來得更好。

但是，貼藥要有技巧，很多患者都不是採有效的貼法，在此，我們來探討一下有效的

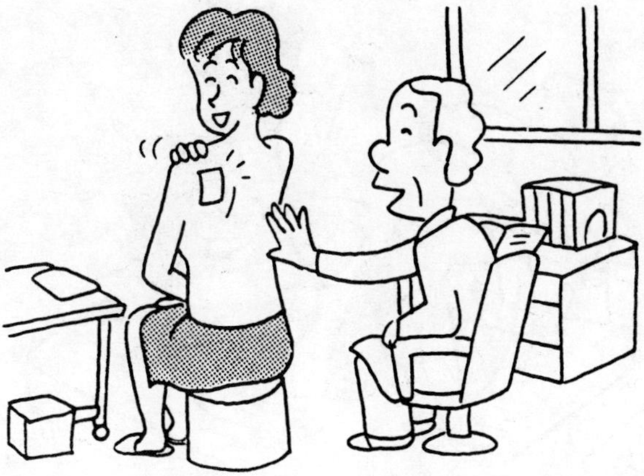

貼法吧！

◉「只貼一片」是錯誤的想法

有一些貼藥的廠商會做不實的廣告。「只要在酸痛處貼一片就夠了。藥物能夠滲透到體內，具有消炎作用。」

這麼簡單的方法，怎麼可能治好發炎呢？

貼藥能夠奏效，是對於肌肉內的疼痛發揮效果。肌肉大小不一，不過，會發生疼痛或酸痛的肌肉，幾乎都屬大型者。激烈地使用大型肌肉，才會發生疼痛、酸痛。

光靠一片貼藥，不能涵蓋整片大型肌肉，故難以展現卓效。貼藥無效，原因即在於貼法

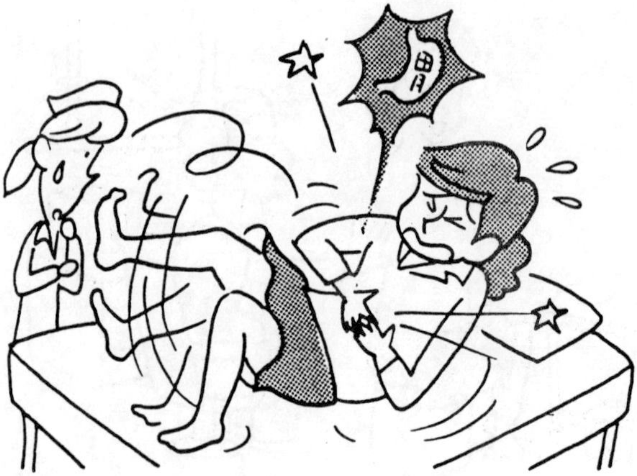

的錯誤。

◉簡單的穴道治療

此外，東方醫學非常重視穴道。錯誤的穴道進行針灸，也不能夠見效。而如果找到正確的穴道進行治療，就能展現令現代醫學驚訝的效果。

因胃痙攣而痛苦的患者，現代醫學只注射鎮痛劑。如果症狀激烈，則可能使用麻藥。不過，有止痛王之稱的麻藥，也有作用時間。從藥物進入體內到發揮作用爲止，需要一段時間。在這段時間，患者還有可能會因爲疼痛而在地上打滾。

對於這一點，針灸治療完全不同。只要找到正確的穴道，霎時就能夠止痛。事實上，我親眼目睹，對其「速效」真是嘖嘖稱奇。

這個「奇蹟」，是由於刺激正確穴道所致。也就是說，東方醫學務必找出正確的穴道，才能發揮效果。

真是所謂知易行難，並非只要身邊有解說書，就能馬上找到正確的穴道。即使是專家，也要費數十年的工夫，才能掌握到正確的穴道，有時候還找不到呢！

在這種情況下，你是否會有絶望感呢？不！請你換個想法，也許能發現簡單的穴道療法也說不定。

◉對於發炎肌肉全體有效的「面的治療」

東方醫學所謂的穴道，是指直徑〇・五～五毫米大小的部位。提及直徑的問題，衆說紛紜，不見定論。總之，可將穴道當成一個點來考慮。

穴道是發炎症狀的中心。在此，產生一個疑問。發炎症狀集中於一點，這個我們還能夠了解，可是，發炎症狀是否只集中於一點，而不會波及其他的部分呢?這就是我們疑惑之處。

各位是否有以下的經驗呢?肩膀酸痛，壓一壓，「啊!就在這裡」，找到一個中心點。不過，按壓中心點周圍時，雖然具有程度差，但是還存在其他的痛點。

以穴道一點主義來看，中心點會疼痛，這是我們能夠了解的，但是其他點也會疼痛，這就是我們難以理解之處。

有關這些疑問，我們就以肌肉的觀點來加以解說。穴道多半生存在肌肉內，而肌肉是一個肉塊。肌肉內發炎，發炎有中心點，但是，發炎症狀並不僅止於一點而已。肌肉中有波及(廣泛處)。因此，除了中心點之外，當然還有其他痛點。

的確，僅僅對中心點進行針灸治療，效果極佳。可是，外行人要找出穴道進行治療並不容易。與其如此，還不如對於受到發炎症狀波及的整個肌肉施行高明的處理，既簡單又確實。

這些肌肉單位的治療，就是貼藥療法。因此，利用一片貼藥，並不能算是點治療，而對於肌肉單位的治療而言，一片貼藥又過於狹窄。亦即一片貼藥治療，長短不一，無法展

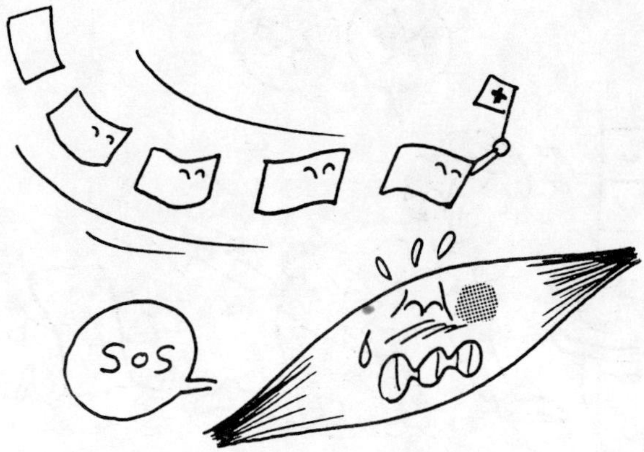

現療效。要以整個肌肉的單位，廣泛地貼，才能夠發揮貼藥的真正價值。

如果說針灸治療是「點的治療」，則貼藥就是「面的治療」。

最近，醫學界也開始重視「面的治療」。對於發炎（例如酸痛處）的整片肌肉，注射具有消炎作用的藥劑。這時，就能夠展現不亞於針灸治療的效果。

可以在廣大範圍內貼上貼藥，進行「面的治療」。對於遍佈於整片肌肉的發炎，能展現卓效。

貼藥是否有效，關鍵就在於貼法。

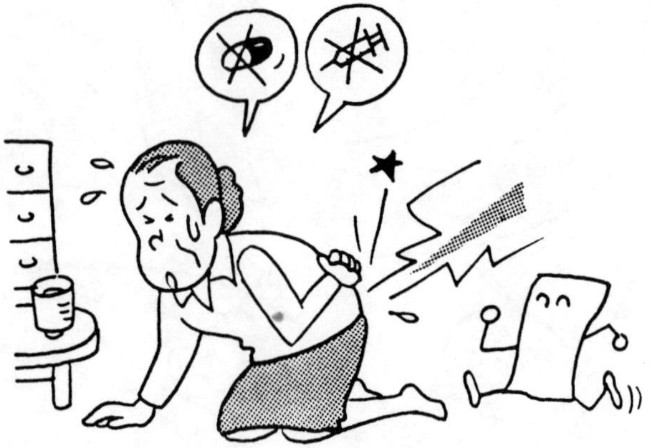

◉利用重疊貼藥與牛奶改善骨質疏鬆症

A婆婆七十五歲，長年罹患骨質疏鬆症，有腰痛的煩惱。服用內服藥，會出現胃痛或食慾不振等胃腸障礙。使用塞劑，則會出現浮腫的症狀。既然塞劑會出現浮腫症狀，就無法使用注射法。同時，足腰不靈活，無法到醫院接受治療。

A婆婆是貼藥愛好者，但是也經常發牢騷地表示無效。我檢查其貼藥方式，終於找到答案了。

原來，她只是在疼痛的部位貼一片貼藥而已。A婆婆的骨質疏鬆症，主要出現在腰椎。

腰椎的範圍極廣，一片貼藥怎麼足夠應付呢？

從背部到胸的下半部直到臀部上方，廣範圍地貼藥，並且重疊貼藥加以固定，才是正確的方法。

腹部也要貼。因爲骨質疏鬆症而稍微駝背，造成腹肌緊張，爲緩和腹肌的緊張，因此，要從肚臍兩側直向地貼上貼藥。同時，每天要喝富含鈣質的牛奶。

再加上食物療法，如此經過半年，展現了驚人的效果。

◉貼在「酸痛道路」治好肩膀酸痛

B夫人四十五歲，有更年期障礙。主要症狀爲肩膀酸痛，從中學時代就爲肩膀酸痛所苦。

當肩膀酸痛激烈時，會出現頭痛、噁心、焦躁等症狀。

如今，肩膀酸痛成爲警報，家人只要一得知B夫人肩痛，就趕快外出，以免挨罵。

B夫人是貼藥喜好者，只是方法不對。她只在肩上點一片貼藥，這是不夠的。

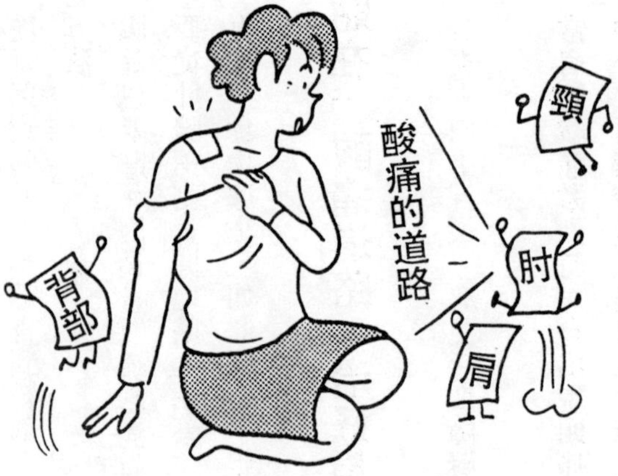

肩膀是富於運動性的關節。只要肩膀活動，很多肌肉就會受到牽動。

在很多的肌肉內發生酸痛，就是所謂的「酸痛道路」。

除了肩膀以外，我也指示B夫人在背部、頸部、手肘的轉折處貼上貼藥。

經過一、二週後，她高興地告訴我：「沒想到貼藥那麼有效。」

◉藉著固定作用治癒五十肩

五十歲的C氏因爲五十肩而感到煩惱，稍微一動，就疼痛難耐，連穿衣服都感到痛苦。

C氏的貼藥處方是固定肩膀。好像包住整

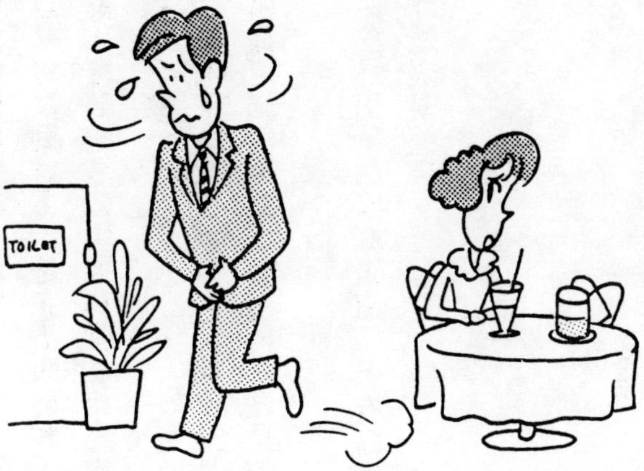

個肩關節一般，以倒U形的方式重疊貼。連疼痛的肩胛骨，也廣範圍地貼。

C氏的貼藥療法展現驚人的效果。從這一天晚上起，就能夠熟睡了。

以C氏的情形來看，固定作用展現了卓效。關節病治療的基本，乃在於安靜和保溫。重疊貼而加以固定，就可以促進安眠。

◉治好慢性下痢的縱長貼法

D君罹患慢性下痢症。正式病名是「過敏性大腸症」，是重複出現便秘與下痢的症狀。D君的例子，則是下痢多於便秘。只要一進食，就會出現下痢。

「在約會用餐時，頻頻上廁所，真是丟臉呀！」

D君的貼藥處方，是在下腹部和正內側的腰部貼貼藥。腹部則是在肚臍兩側採縱長方式貼藥。腰部則是以腰椎和骨盆相連處爲主，仍然採縱長貼法。

數個月後，

「目前下痢次數減少，能夠安心地約會了。」

由此可知，因貼法的不同，貼藥的效果也千差萬別。有關有效的貼法，稍後會詳加説明。

貼藥是簡單的家庭醫療。雖有醫療之名，也不能輕易地處理，一定要學會正確的方法，才能展現效果。

第2章 為何貼藥有效

◉內臟的疾病會以「皮膚內臟反射」出現在皮膚上

本章所要探討的，就是貼藥能夠奏效的原因。

東方醫學具有非常神奇的一面。光是在膝側施以針灸治療，就能夠治好胃痛。

在貼藥中，也運用這種神奇的東方醫學。

在此，我們來看看皮膚內臟反射。當某個臟器（不論是心臟或肺皆同）發生疾病，這時，與臟器有關的皮膚上就會出現某種變化。這種現象就稱爲「皮膚內臟反射」。而出現在皮膚的變化，幾乎都是以酸痛的形態出現。

關於皮膚內臟反射，有頗耐人尋味的反應。亦即給予這個出現在皮膚上的「變化」適當的刺激時，則很意外的，使皮膚產生變化之原因的內臟病變會消失或縮小。

皮膚內臟反射，可視爲是出現病變的內臟與關連皮膚之間的連絡管道。由內臟透過連絡管道，在體表產生變化。另一方面，由體表透過連絡管道，也可以送入治療的刺激。

也就是說，藉著皮膚內臟反射，可以同時進行疾病的發現與治療。

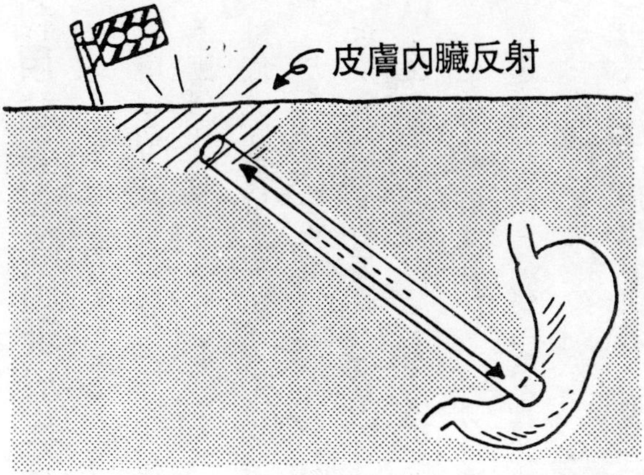

原本，人體就擁有各種不同的警告信號，例如疼痛、體溫、大小便、汗等，都可視爲是信號。堪稱是「沈默之聲」。

在這麼多的信號之中，皮膚内臟反射的信號，能夠提供最佳的情報。

我基於長時間經驗的累積而得知這一點。事實上，東方醫學擁有非常巧妙的方法。其一就是貼藥療法。

而這個巧妙的方法，並非專家之間的專利品。只要熟悉原理，即使是門外漢，也能夠充分活用。

◉利用貼藥去除出現於皮膚的酸痛

貼藥療法在感覺舒服的同時，也有一種冰涼感。經由持續地貼，能夠去除疼痛與酸痛，原因何在呢？

謎底就在於發炎症狀。當生物體被細菌、物理的原因、藥品等侵襲時，這個部分就會發熱、泛紅，產生疼痛或腫脹，這就是發炎症狀。

以皮膚內臟反射而言，就是「某種變化」，幾乎都是以酸痛的形態出現。酸痛是肌肉內的充血，是發炎。因此，在按壓時，會感覺疼痛。而仔細找尋，會感覺發硬（腫脹）。用手抵住時，會感覺發熱。一旦發熱，就會發紅。換言之，酸痛就是一種發炎症狀。

在這個部位貼上貼藥，感覺涼颼颼的，漸漸地，疼痛與酸痛就會消失了。當然，依貼藥廠牌的不同，效果多少不一。有些貼藥中含有薄荷成分，會產生冰涼感。因爲冰涼，所以能去熱、消除紅腫。慢慢地，就會感覺輕鬆了。

有些製品中含有鎮痛劑，使用後能夠去除疼痛。這就是貼藥有效的原因。

◉用「地毯式轟炸」刺激穴道

任何有效的貼藥，如果不能正中目標，當然就無效了。

皮膚內臟反射利用法，最困難之處，就是找尋皮膚上的變化點，以及流入的刺激量。不過，如果採用貼藥療法，就没有這些顧慮了。

找尋皮膚上的變化，就是探求穴道。在前項已經提及，找穴道不容易。或許有的讀者手邊擁有穴道解説書。如果認爲這麼一來就可以安心的話，那也未免言之過早了。結論是，這些穴道書幾乎對你無益，還是不要翻閱算了。

原本，穴道會依個人的體調或病變而出現在不同的場所。因此，同樣是腰痛，但是因人而異，穴道有所不同。亦即穴道具有個別差異。因此，光靠一本解説書就想找出正確的穴道，當然不容易。

現在言歸正傳。首先是皮膚上的變化。皮膚上的變化，幾乎都是以酸痛或疼痛的形態出現。以酸痛爲例，國人中不少肩膀酸痛患者，對於酸痛應該十分熟悉。

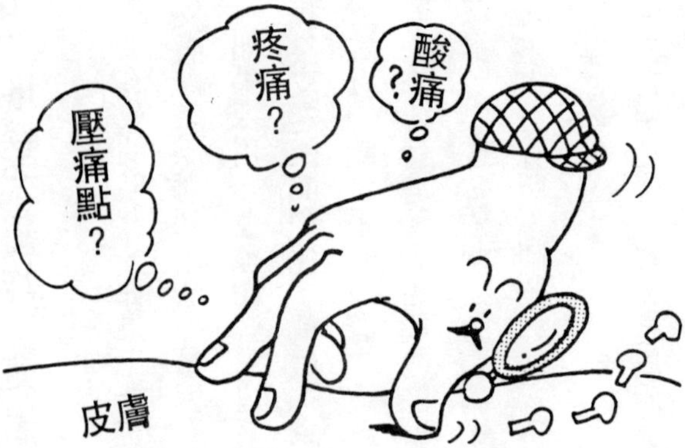

如果實在不知道，則不妨找尋壓痛點。按壓時出現痛點，就是壓痛點。只要將壓痛點與酸痛聯想在一起就可以了。

如果不知道這些痛點的位置，則採用貼藥，十分有效。因爲穴道是「點」，而貼藥是「面」。找尋困難的「點」，用「面」來加以處理，就簡單多了。只要廣範圍地貼，則「點」一定會包含在「面」之中。

貼藥療法是面的治療。當然，專家們也許認爲一點主義是最爲理想的，可是，錯誤的穴道，難以展現療效。所以對外行人而言，面的治療較爲合適。

貼藥療法，是採「地毯式轟炸」的方式。不需要尋找正確的目標，只要感覺異樣的部位，就盡情地貼。廣範圍地貼，就能將目標也納入範圍內。以面的方式來處理，就不必擔心找錯穴道了。

「地毯式轟炸」的方式，也許是「就算射不準，只要多打幾發炮彈也能擊中目標」的方式。不過，各位不要等閒視之。事實上，它的確能夠掌握目標。同時，每天持續貼，也能夠展現累積效果，治好疾病。

◉「舒適的刺激」展現卓效

其次，就是流入連絡管道的刺激強度的問題。刺激過強，內臟病變會惡化。太弱時，則有如蜻蜓點水一般，起不了作用。

而如果使用貼藥療法，這些問題就能夠迎刃而解。

那麼，正確的刺激到底是什麼呢？不要盡想一些困難的道理，簡言之，就是「舒適的刺激」。

舒適的刺激，就是經由自律神經使全身產生快感的刺激。當然也能夠到達肌肉。

肌肉除了運動性以外，也具有「牆壁」的作用。這時，如果有人打算揍你，你的身體就會開始變硬，以便抵擋即將到來的打擊。「身體變硬」就等於肌肉變硬。這時，肌肉就是有防衛牆的作用。

相反的，如果這時有人溫柔地給予撫摸或按摩，則肌肉在舒服的情況下，非但不會變硬，反而會放鬆。

肌肉柔軟後，得以促進通過肌肉內的血液循環，消除充血塊，亦即酸痛。因此，「舒適」是最佳的刺激。

貼上貼藥後，在感覺涼颼颼的同時，也會產生舒適感，這就是適當的刺激了。貼藥不需要計算困難的刺激量，只要貼上即可。既簡單又有效，能夠得到適當的刺激，因此，有「家庭醫療之王」之稱。

談到適當的刺激，則貼藥療法最爲合適。貼藥的藥效，强弱適中。

正確說法，應該是稍弱。但並不礙事。只要每天使用，就能展現積效。既然具有累積效果，則每天的刺激稍弱一些是很好的。

◉利用貼藥治療肌原點

衛生文化協會城西醫院的宮崎三郎院長，曾揭出有關「肌原點」的想法報告。

這是與皮膚内臟反射極爲類似的現象，即是所謂的「關連痛」。例如，狹心症發作時，左側的手肘、手腕感覺疼痛或發麻，這就稱爲關連痛。另外，像膽囊、胰臟炎的背部痛，胃腸障礙的肩膀酸痛，闌尾炎的右腹壓痛，十二指腸潰瘍的臀部壓痛等關連痛，都是大家所熟知的。

宮崎三郎醫學博士，甚至將關連痛應用在腰痛、五十肩、頭痛、肩膀酸痛、頸臂痛、運動傷害等各方面，展現極佳的治療效果。

仔細調查，發現關連痛多半會出現「肌肉内壓痛點」的形態。宮崎博士將其稱爲「肌原點」。

當然，肌原點治療能以注射法進行。對於肌原點進行局部麻醉劑注射。以腰痛爲例，爲各位介紹一下。

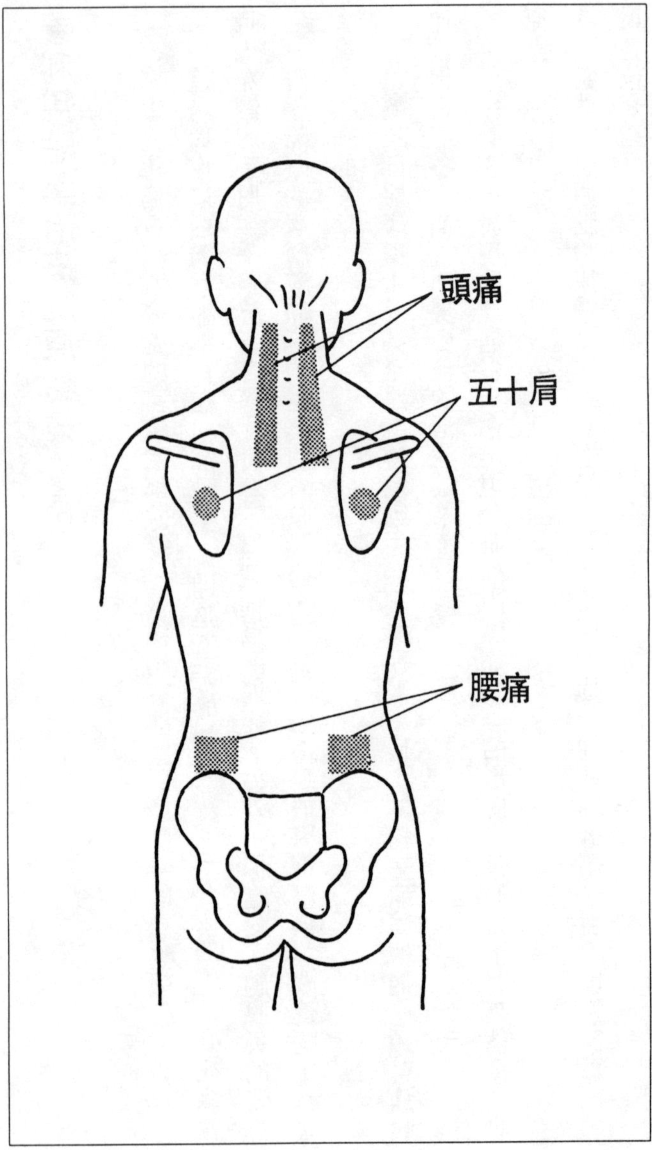
頭痛
五十肩
腰痛

仔細調查腰痛患者，能找出如圖所示的壓痛點。這個壓痛點非比尋常。用力按壓，會影響腰痛部分。可是，距離腰痛部分頗遠。

注射這個腰痛點，結果治癒了强烈的腰痛。對於頭痛、五十肩、肩膀酸痛，都可用同樣的方法來處理。

貼藥和肌原點很相配。在肌原點貼上貼藥，能產生極佳的效果。

◉一週内治癒椎間盤突出症

Y君因爲椎間盤突出症而寸步難行。原本包括椎間盤突出症在內的急性腰痛，安靜乃是最大的妙藥。如果在急性期任意地活動，可能一生都得與腰痛爲伍。

但是，一味地靜躺是不夠的，要加上貼藥。Y君躺在床上呻吟著。這時，不要按Y君腰痛的部位，而要按上方一點。

此刻，能找到一個影響整個腰部的壓痛點，並在該部位貼上貼藥。

急性腰痛的安靜期間約二週，不過，Y君在不到一週的時間就痊癒了。當然，他遵守安靜的原則，不斷努力。再者，貼藥的效果也不容忽視。

◉放鬆肌肉緊張治好內臟病

看Y君之例，各位就可以了解，肌原點活躍的場所，主要在肩、腰、膝等運動器官。此外，內臟病也痊癒了。這也是拜貼藥之賜。

這時，瀟灑登場的是「直先生注射法」。這是九州外科醫生枝川直義醫學博士用自己名字加以命名的注射法。

首先，將身體分爲數個部分。這些部分的肌肉緊張，利用稀釋的消炎劑注射，徹底地消除。而與這些部分有關的內臟病，在肌肉緊張解除時，也一併消失了。

我並不是要宣傳「直先生注射法」，而是想爲各位介紹有趣的報告。藉著肌肉緊張的消失，連香港腳也治癒了。

衆人皆知，香港腳的元凶是名爲白癬菌的黴菌。香港腳不易治好，甚至有人開玩笑地說：「誰能發現香港腳的治療藥，就能夠得到諾貝爾獎。」

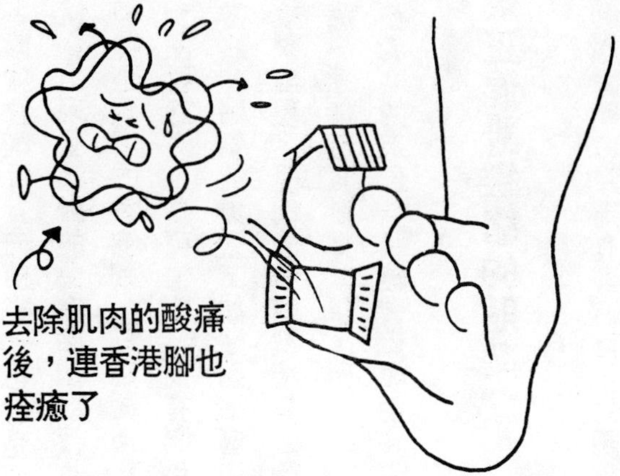

去除肌肉的酸痛後，連香港腳也痊癒了

這麼難治的香港腳，藉著放鬆肌肉的緊張就能夠痊癒，簡直太神奇了。出現香港腳時，皮膚會產生發炎症狀。因此，皮膚相關的肌肉會基於皮膚內臟反射或關連痛的原理而生變化。

肌肉的變化，就是緊張、變硬。簡言之，就是類似酸痛的情形。這時，可以利用「直先生注射法」來治療酸痛。

當然，肌肉的酸痛解放了。結果如何呢？漸漸的，香港腳也治癒了。

◉利用貼藥治好香港腳？

其原因何在？現在加以說明。香港腳侵入

——皮膚的發炎症狀——肌肉的酸痛，形成這一條路線。利用注射消除肌肉的酸痛。這時，事態就會朝反方向前進。也就是說，肌肉的酸痛去除後，皮膚的發炎症狀消失，接著，就會出現香港腳的白癬菌難以棲息的環境。

即使是頑固的香港腳，只要黴菌難以棲息，就會逐漸退散，繼而治癒香港腳。

「注射好痛，真可怕！」沒有關係。可以利用貼藥取代消炎劑注射的方法。

當然，貼藥的力量不如注射那麼强力。但是，卻具有注射所沒有的每天累積的效果。累積效果出現，肌肉的酸痛就能夠去除，這正是符合「欲速則不達」的道理。緩慢型的累積治療，才能確實發揮效果。

關於貼的部位，稍後會做說明。重點就在於肌肉緊張的部分都要貼上貼藥。

◉矯正混亂經絡的貼藥

東方醫學與穴道有密不可分的關係。但是，穴道到底具有何種作用，目前不知詳情。

我以自己的方式來加以解說。穴道依其流向排列，穴道的流向稱爲經絡。經絡，就如

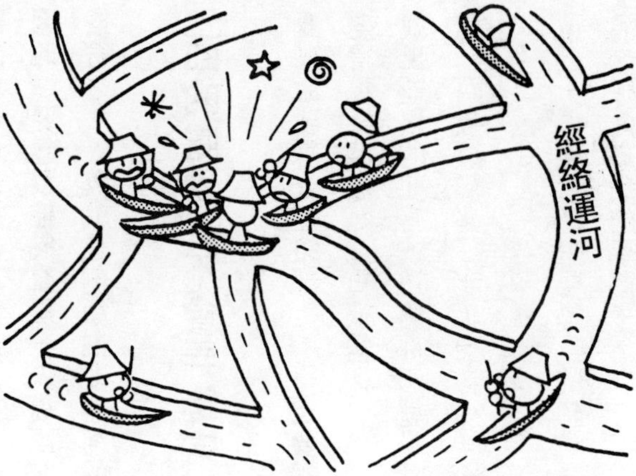

西方醫學的神經一樣，是遍佈於體內的通信網。

可利用運河來比喻經絡。經絡運河在身體的前後左右共有二十六條。有如都市運河一般，到處都有連絡部，各運河互相連接，A運河可以流入B運河。

主流有二十六條，又有連絡部，且分出小運河，在體內有如網眼似的，形成四通八達的道路。既然有如網眼，則不論身處哪一條運河，都能夠通達身體各處。

只要經絡運河能夠正確地流通，就沒有任何的問題。就能很有元氣，充滿幹勁。不過，在流通的道路上，因爲某些情況而發生混亂時，狀況就完全改觀了。

混亂會透過連絡部遍及於全身，範圍極廣，無法控制，結果就會產生疾病。因此，要趕緊控制亂局，恢復正常的流通。這時，登場的，就是針灸。換言之，針灸就是刺激混亂運河的要害或連絡部，使流向恢復正常的作用。

◉「面的處理」不會弄錯穴道

要刺激要害或連絡部，不一定要採針灸的方式。如果場所或位置搞錯，可就糟糕了。會演變得更爲混亂，加重病情。

找出運河的要害或連絡部，就是尋找穴道的方法，但十分困難。在這一點上，使用貼藥療法，可就輕鬆多了，而且不會失敗。理由是這並非「點」的處理，乃是「面」的處理。

最近，出現「體壁醫學」的領域。體壁指的是肌肉。體壁醫學，是指高明處理肌肉，甚至能治好內臟病的學問。

高明的處理肌肉，這不就是貼藥療法嗎?貼藥療法也是體壁醫學的一員。

第3章　提昇十倍效果的貼法

◉在貼法上下工夫能夠提昇效果

貼藥只是貼在疼痛、酸痛的部位，就能展現好的效果。不過，貼藥還有神奇的一面。亦即在貼法上下工夫，能提昇十倍，甚至二十倍的效果。

關於貼法的工夫，稍後爲各位說明。在此，我們先學習利用正確貼藥，能夠得到大效果的基本貼法。

◉活動時感覺疼痛找出酸痛點

「貼藥很簡單嘛！只要貼在酸痛、疼痛的部位即可。」

的確，貼藥的基礎，就是要貼在疼痛、酸痛的部位。因此，一定會發現疼痛、酸痛的所在。

但是，說來容易做起來難。可以說，大多數的人都貼錯了部位。

疼痛或酸痛是來自體內的重要信號，是體內發出的沈默之聲。忽略信號，則該治好的疾病都沒有治好。我們就先來探討信號的發現法吧！

在靜止狀態下的疼痛部分，乃是重點。這時，立刻貼上貼藥。但是，别忽略了在一些不感覺疼痛的地方也存在著疼痛點。

尤其是運動器官，在活動時，是發現疼痛或酸痛的最佳機會。只要活動一下，就會出乎意料之外地發現疼痛點。

首先，活動身體。不論腰痛或肩膀酸痛都一樣。要領是慢慢地、大大地動。

以手臂爲例。包括手臂在內之肩膀疼痛的發現，就算是專家，也束手無策。因爲手臂富於運動性，會朝各種方向活動，因此，疼痛與活動的關係並不單純。依活動方向的不同，疼痛場所和程度也有大小的變化。

這時，稍安勿躁，一邊活動，一邊檢查。這樣覺得如何呢？這邊感覺怎麼樣呢？仔細檢查疼痛與酸痛，就能明白活動與疼痛的關係了。

雖然知道疼痛的場所，但是不像腰等身體內側這麼單純。有時雖然想貼貼藥，但是自己的手卻搆不著，需假借他人之手。不過，他人的手和自己的手感覺不同，真有「隔靴搔癢」之感。

而且，有時自己也無法掌握疼痛的場所。當然，說明就更不充分了。就算想幫他人的忙，但是如果對方的腰痛位置不明確，則難以正確地貼貼藥，效果也難以期待了。

◉「慢慢地、大大地」是大原則

一些焦躁的人，爲了想要早點找到疼痛的場所，而激烈地活動身體。但這是大忌。過度激烈地活動身體，會造成症狀惡化，甚至製造出新的疼痛。所謂「慢慢地」，就是基於不會製造新疼痛的考量。所謂「大大地」，就是較容易發現隱藏疼痛部位的工夫。總之，「慢慢地、大大地」是檢查疼痛的大原則。

以腰痛爲例，爲各位具體地說明。腰痛多半以前彎腰痛、後仰腰痛爲主流派。左右扭轉腰痛爲少數派。像這些腰痛，也必須要先活動，才能夠了解。

了解活動與疼痛的關係後，開始貼貼藥。這時，如果不直接攻擊疼痛和酸痛的重點，效果較差。在貼完之前，要一直保持原有的姿勢。雖然略感疼痛，但也不要活動。

到此爲止，基礎篇「正確地貼產生大效果」，就可以畢業了。

◉發現疼痛的穴道

接下來是貼法的工夫篇。提到工夫，則要利用生物體的各種現象。例如，壓痛點。壓痛點，不僅是按壓時覺得疼痛的點，與酸痛一致的例子頗多。

利用壓痛點比光是貼藥而言，能夠展現更大的效果。其次，爲各位說明壓痛點與貼藥的關係。

的確，貼藥是面的治療。可是，如果在「面」的中央隱藏了「點」，則效果倍增。既然效果倍增，相信誰都希望能夠掌握這個「點」。然而，提及「點」，就要談及穴道。

在此就要進行巧妙的「思想轉換」了。不斷埋首於難尋的穴道，還不如找尋簡單有效的壓痛點。壓痛點，就是按壓時感覺疼痛的點。按壓發現疼痛，這是任誰都做得到的事情。

「我的肩膀出現很多壓痛點，這麼簡單，真的有效嗎？」

當然有效。原本穴道數就有三六五個。這是根據五行說，基於宇宙天體的理論而來。穴道數目和一年的天數相同，有三六五個。最近，由於穴道學的研究進步，發現數目又增加了。

此外，三六五個穴道，並不是經常出現。依個人的體調、疾病的程度不同，有時出現，有時消失。同樣是腰痛，因個體的不同，穴道也不同。所以，穴道的解說圖根本沒有幫助。

那麼，該怎麼辦好呢？這時，壓痛點非常有效。容易探尋，且效果超群。因爲壓痛點，正是穴道的原點。

東方醫學將壓痛點稱爲「阿是穴」，當成最大級的穴道來處理。按在疼痛的部分時，會不由自立地發出「啊」的聲音。這就是指尖進入穴道的證明，故稱爲「阿是穴」。

「阿」的意思是（啊！好痛啊！）。而「是」即「正是」、「就是」的肯定詞。亦即「啊！就是這裡」的穴道。

◉貼藥的中心對準壓痛點來貼

知道「阿是穴」的位置後，接下來該怎麼辦呢？當然是把這個穴道當成貼藥的中心，將貼藥貼在此處。

「哦！貼藥是面的治療，需要以阿是穴爲中心嗎？」

當然需要。

請想想發炎症狀成立的情形。在某個肌肉內出現發炎症狀，這個發炎症狀會產生波及現象。就好像小石頭丟進池子裡的情況一般，發炎症狀就如同波紋一般，不斷地擴展。而波紋越遠時，發炎程度越輕。

換言之，如果距離越遠的波紋成爲貼藥的中心，那麼，只能以輕微的發炎爲對象來加以處理而已。這就好像射中小兵，逃走大將一樣，疾病難以痊癒。

要攻擊的，當然是大將。因此，把壓痛點當成貼藥的中心才是最重要的。不過，在此之前要先找出壓痛點。

◉捨不得貼藥，效果會減半

「直接攻擊壓痛點」，說起來容易，但是實行起來卻有困難之處。因爲疼痛與酸痛的確是難纏的傢伙，有時不會以壓痛點形態出現。

「這兒也痛，那裡也痛，不知道真正痛在何處？」

相信大家都有過這樣的經驗。壓痛點就是穴道之王，不過，如果國王不出現，當然就好像畫餅充飢一般，沒有任何幫助。

「那麼，是否應該放棄貼藥療法呢？」

不是的，這時還有方法。

一定有壓痛點，只是沒有出現而已。雖然看不到它，但是只要在覺得好像有它存在的地方貼上貼藥即可。如果找不到重點時，則不要捨不得貼，要進行廣範圍的貼藥療法。在廣範圍的捕捉下，壓痛點就難以逃脫。

穴道學上有所謂的相殺現象。也就是過於接近刺激點時，雙方的作用互抵，反而難以奏效。

不過，我一再地强調，穴道大都出現在肌肉內。因此，不要考慮穴道這個「點」，而要考慮以肌肉爲單位的「面」。事實上，對有穴道存在的肌肉整體注射消炎劑，確實能夠去除發炎症狀。比起中心點治療而言，效果更佳。

如果以肌肉單位來考量，這些現象立刻就能了解。發炎症狀是以壓痛點爲主，擴散於肌肉內，好像波紋一般，會波及肌肉內各個角落。

這時，中心點狹窄範圍的治療效果較差，乃是理所當然之事。發炎症狀並不僅僅存在於中心（壓痛點）。周邊部分也會出現發炎症狀。

的確，中心點的發炎症狀程度較高，不過，就量而言，圓周部分較多。如果真的想要減輕、去除疼痛或酸痛，則不可忽略圓周的部分。

「只要在疼痛或酸痛的中心貼上一片貼藥就ＯＫ」，這種宣傳，的確具有說服力。但是，難以達成心願。運氣好，能夠直接擊中中心，展現效果。不過，要找出中心點（壓痛點）本身就是一件難事。

此外，如果疼痛或酸痛惡化時，光靠中心點還不夠，一定要連周邊部分一併治療，才能得到效果。

絕對要捨得貼。以壓痛點爲中心，周邊部分也要廣泛地貼。

◉關節病以保溫和靜養為基本

找到疼痛部分的壓痛點之後，就可以開始利用貼藥的特性來加以治療了。

最近，電視上常有運動節目報導，透過螢光幕，我們清楚地看到選手的一舉一動。有些選手在手腕、腳脖子，甚至膝關節都裹上護帶。

現在使用護帶的目的，並不是治療，而是防止運動傷害。但是，對於關節的固定而言，這是不可或缺之物。

原本關節病就是以保溫和靜養爲基本療法。即使服藥或注射，如果不能保溫和靜養，也無法治癒。

受人歡迎的力士小錦關，因爲膝蓋的毛病而沮喪。好不容易有機會提昇自己的成績，就嘗到失敗的苦果。當然體重太重，也是失敗的原因之一。然而，如果擁有强健的膝蓋，就能夠解決體重較重的問題了。

真正原因在於靜養不夠，在毛病治好之前，拚命地練習，參加比賽。對力士來說，練習是一切，想要更上一層樓，當然要付出更大的努力。結果，導致膝蓋的靜養不夠。

小錦關的例子，也提醒因下半身關節而煩惱的人，需要好好地靜養。下半身的關節，在站立時要承受體重的負擔。同時，最近的肥胖者也日益增加。

肥胖的人往往喜歡逛拍賣場，或喜歡逛街買打折品。如此，當然會給膝關節造成更大的壓力。

然而，人是難以抵擋慾望的。雖然膝痛到難以上下樓梯的地步，但是一聽到拍賣，就會不顧一切地趕往現場。

不論如何，還是要以保溫、靜養爲原則。

◉採用貼藥療法固定患部靜養

保溫與靜養，到底何者較難呢？當然是靜養。保溫是冷熱感覺問題，冷熱可藉著衣物加以調節。而靜養看似容易，卻不易做到。

事實上，主婦相當的忙碌，要烹飪、購物、做家事，這些幾乎都是站立的工作，當然會對下半身的關節造成負擔，導致膝關節疼痛。但是，卻又不能因此臥床靜養。

這時，能夠減輕負擔而又便利的，就是護帶。只是利用護帶牢牢地固定患部，就能夠忍耐稍微勉强的動作。也能減少疼痛，可以做家事了。

主婦們擁有豐富的健康情報，當然知道護帶沒有用，最好能花點工夫，使用貼藥護帶。

貼藥，能夠搖身一變，成爲具有消炎、鎮痛作用的簡便固定帶。將兩片貼藥的一端重疊來貼，持續這麼使用，就能作出長帶子，然後再貼於患部。

想要提高固定力時，可將重疊的部分加寬。如果只要輕微地固定，則重疊的部分可以縮窄一些。若是想要給予運動性，就不要重疊粘貼，採用間隔的貼法。

雖然藥貼帶不如專用的固定帶，卻也能發揮强大的固定力。同時，也能使疼痛部位保持安靜。

◉看似活動卻未活動

護帶的技巧頗爲深奧。在此爲各位介紹一種外行人也能夠進行的護帶技巧。

外行人使用護帶的秘訣是，看似活動卻未活動。似乎是很艱澀的表現，請各位想像一下疼痛的關節。先活動關節，找出發痛點。

所謂發痛點，就是說如果超過這個程度再彎曲而會開始疼痛的點。知道發痛點以後，保持這個形態靜止，再利用貼藥固定。

在疼痛尚未出現之形態，利用固定護帶，是最爲理想的。因爲還沒有開始疼痛，所以還留有運動性，同時，疼痛能夠減到最低限度。

◉輕鬆的貼藥護帶例

在此爲各位介紹外行人也能夠進行的貼藥護帶例。以膝、腰、肩三者爲例，爲各位介紹一番。利用這個方法固定，就能夠緩和疼痛。

膝關節

首先直立。膝關節輕微彎曲。貼的時候，大腿與下肢的肌肉稍微用力。一旦肌肉用力，緊張的周徑就會稍微變粗，就能夠產生餘裕，避免過緊。

●**急性期** 當然以靜養爲要。因此，大腿的內側、外側都要採用縱長重疊貼的方法。尤其是大腿內側非常重要，會出現很多壓痛點。

如果需要更爲嚴密的固定，則可繞膝一周貼。這時，膝蓋勿貼，貼在其上下。上下兩片貼布好像重疊貼在膝的內側似的，爲秘訣所在。

此外，也可以採好像貼成菱形夾住膝一般的貼法。這時，使用其他的貼藥固定膝的內側。即使是嚴密的固定，也不可太緊，否則會造成血液循環不良，延遲治癒的時間。

因此，在貼藥之前，大腿、下肢的肌肉要用力，才能使貼布擁有餘裕。適當的固定，會有一種舒服的緊繃感。

●**慢性期** 在慢性期，必須考慮運動性。大腿內側的貼藥，要採間隔貼法。考慮到運動量

膝關節的貼法

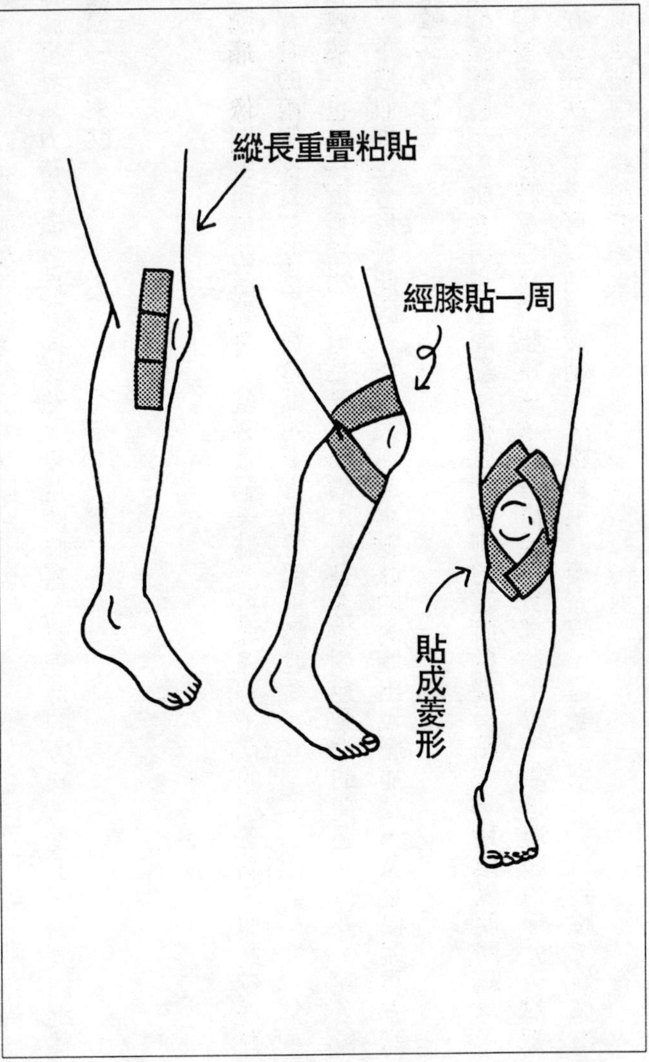

的問題，間隔可以寬些或窄些，花點工夫拿捏。

當膝搖晃無力時，與急性期同樣的，要避開膝蓋，以菱形的方式，從上下兩方向繞整個膝關節一圈來貼。

腰痛

●急性腰痛　像閃腰而無法活動時，就必須躺著貼，弓成像蝦子似的躺著貼，如此較爲輕鬆。在背骨的兩側採縱長貼法。從背部的下方到臀部重疊地貼。

●慢性腰痛　也是採縱長貼法。但是要有間隔，這是考慮到運動性的問題。此外，到了慢性期時，下肢肌肉也會形成問題。如果大腿或小腿肚的內側出現壓痛點，還是以縱長方式間隔貼較爲理想。

後仰腰痛時，腹肌會出現壓痛點。在肚臍兩側的腹肌採縱長貼法，稍微隔開間隔。

前彎腰痛（前彎時會疼痛的腰痛），有時需要連背部的上方（靠近肩膀的部分）都要固定。在此種狀況下，可以利用絆創膏。腰部用貼藥固定。這麼一來，從肩到腰，好像夾住背骨似地貼兩條絆創膏。

腰痛的貼法

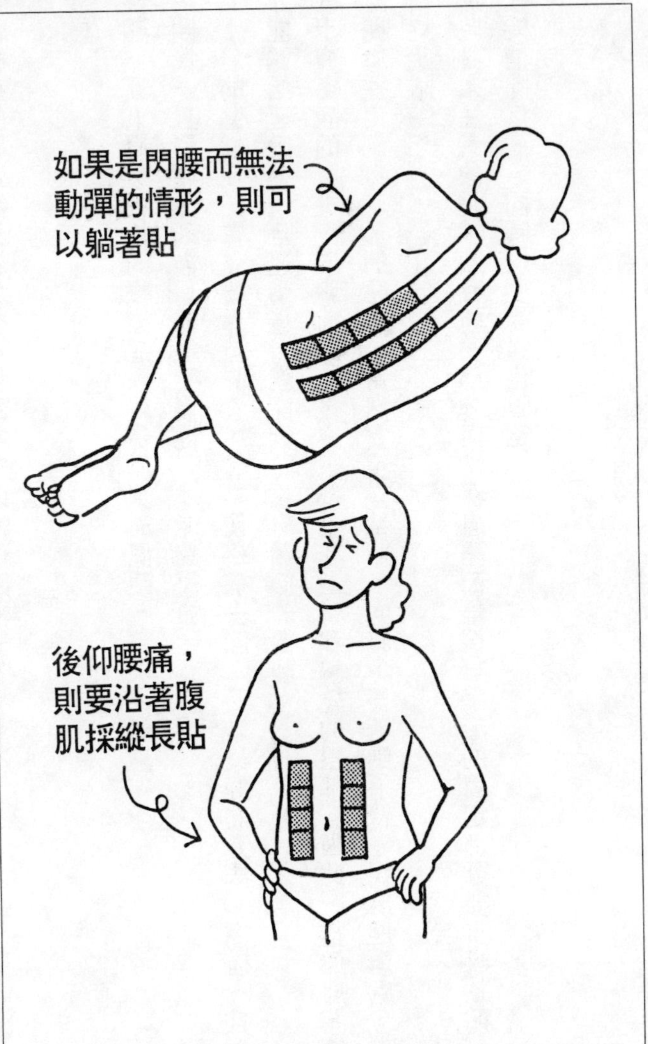
如果是閃腰而無法
動彈的情形，則可
以躺著貼
後仰腰痛，
則要沿著腹
肌採縱長貼

慢性腰痛的固定法，就是放鬆腰部肌肉以後再貼。

五十肩

●急性期　五十肩最可怕的後遺症，就是肩關節僵硬。

肩關節一旦僵硬，則需長期接受復健，才能夠復原。

五十肩的急性期，首先要保持靜養。儘早使疼痛去除，乃是最好的方法。疼痛一旦消除，才能開始運動。一旦運動後，就能夠防止肩關節的僵硬。

五十肩疼痛的震央，不論前方、後方，都是在上臂和軀幹的根部。因此，整個肩關節從上方開始採用倒U字形的貼法，當然要重疊粘貼。同時，要活動手臂，找出疼痛處。出現痛點時就貼。

這時必須注意的是，貼藥的一部分與貼在肩關節呈倒U字形的固定部分要重疊粘貼。如此就能消除疼痛，同時也更能強化固定。

五十肩的貼法

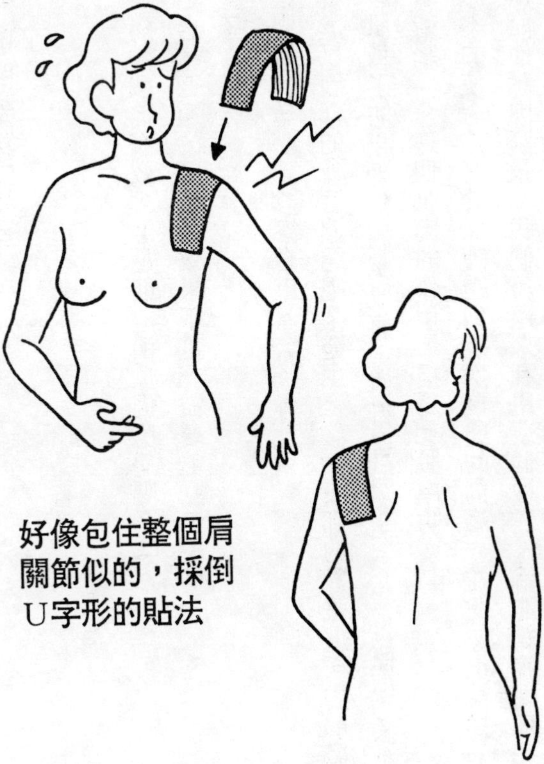

好像包住整個肩
關節似的，採倒
U字形的貼法

◉內臟病採兩面貼能展現卓效

有人問我：

「貼藥對於疼痛、酸痛有效，但是能夠治療內臟病嗎？」

當然可以。不過，普通的貼法，效果不足，需要下點工夫。

請試想在診察室的光景。

「現在要診察腹部，請躺到診察台上。」

這時，醫生會診察腹部的什麼問題呢？醫生是診察腹部的緊張度。內臟發生了病變，這時其正上方的腹肌爲了防止受到病魔侵襲，使得孱弱的內臟變得僵硬、緊張。一旦緊張，就會製造「防衛牆」。這個肌肉的作用，稱爲「肌肉防衛」。

肌肉防衛，原本的使命是在於保護受到疾病侵襲的內臟。在此，也轉換一下想法。因爲肌肉防衛的作用而使肌肉緊張。我們反過來利用這個性質，就能夠發現疾病。在僵硬的腹肌下，一定存在受到病魔侵襲的內臟。藉此就能夠發現疾病。

但是，爲了保護而致肌肉緊張時，就會出現壓痛點，也可以解釋爲是一種的酸痛現象。事實上，以緊張的腹肌爲目標進行針灸，就能去除正下方的內臟病變或使其縮小。刺激緊張的腹肌，並非針灸的專利品。我認爲貼藥也有效。

腹部診察結束後，再注意到背部。

各位是否有這種經驗呢?當胃痛時，背部會產生強烈的酸痛感，只要按壓或揉捏酸痛處，就會感覺舒服許多，漸漸的，就會發現胃痛一掃而空。

理由在於沿著背部分布之經絡的作用。在背部，有兩條好像夾住背骨似的膀胱經經絡通過。膀胱經存在著與內臟相連的穴道。

「制背骨者，制內臟」。這句話意味著有與內臟相連的膀胱經的存在。

當腹部疼痛時，背部會出現壓痛點。因此，最重要的是兩面貼的療法。好像三明治似的，採兩面貼法。

就是無法正確掌握內臟的位置，也可以推測得知。即使位置不明，也可以找尋身體前面的疼痛和酸痛處。如果有疼痛與酸痛處，則證明其正下方的臟器受到疾病的侵襲。

腹部的肌肉防衛與背部的膀胱經相連。而與前面同樣高度的背部出現酸痛、壓痛點的

兩面貼

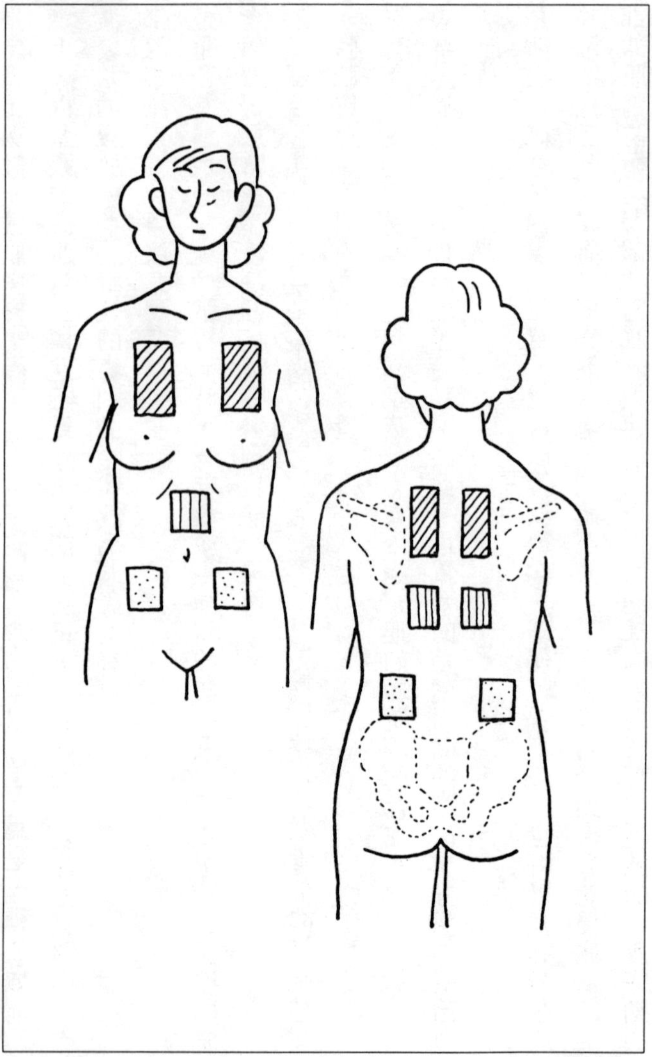

話，則表示內臟臟器的病變更爲嚴重了。

這時，不要猶豫。在腹側與背側採用三明治似的兩面貼法。兩面夾攻，效果加倍。如果前面的臟器較大時，可以使用二、三片廣泛地貼。背部的疼痛、酸痛範圍較廣時，則好像夾住背骨似的，利用四～六片的貼藥採縱長貼法。

◉利用血道療法治好婦女病

「血道」是古代的說法。年輕女性對此字眼可能較爲陌生。昔日所謂血道是指婦女病的一切原因。

請不要嗤之以鼻地認爲這是無稽之談。血道的想法，自有其存在的根據。東方醫學，尤其是漢方藥的世界，極端重視下腹部血液循環障礙的問題。認爲「下腹積存舊血」，即稱爲「瘀血」。

瘀血不僅僅指下腹部，舉凡全身「血液的停滯」，都稱爲瘀血。例如，撞擊所引起的皮下出血、睡眠不足而產生的黑眼圈，都是屬於瘀血。

尤其女性的下腹存在子宮、卵巢等生殖器官，而且每個月都有生理期。因此，下腹部的血液循環障礙，亦即血道(瘀血)的問題，是一切婦女病的原因。這是千真萬確的說法。

血道會出現在各種疾病中。除了婦女病之外，像更年期障礙、腰痛、肩膀酸痛、胃痛、腹痛、坐骨神經痛、下痢、便秘、頭痛等各種疾病，都與血道有關。

漢方藥真的是很不可思議。瘀血的定義，是指存在於下腹的血塊。那麼，我們就來細加探討。當然，並不是說要打開肚子，找出血塊來。也就是說，瘀血是一種想像上的產物。但是，只要瘀血去除，的確能夠治療前述的症狀。

想像上的產物，卻是疾病真正的原因。這就是漢方藥的神秘性。

再回到主題。如果你認爲我的話有理，那麼就立刻付之實行吧！血道對策，也少不了貼藥療法。

一般的血道，是從以下的方式中發現的。也就是肚臍的兩側，從肋骨的下部開始一直到骨盆上方縱壓，這時可以找到壓痛點。壓痛點可能只出現在左右單側，或兩側都有。此外，有時是在下腹，有時則是在肋骨下方。

血道的貼法

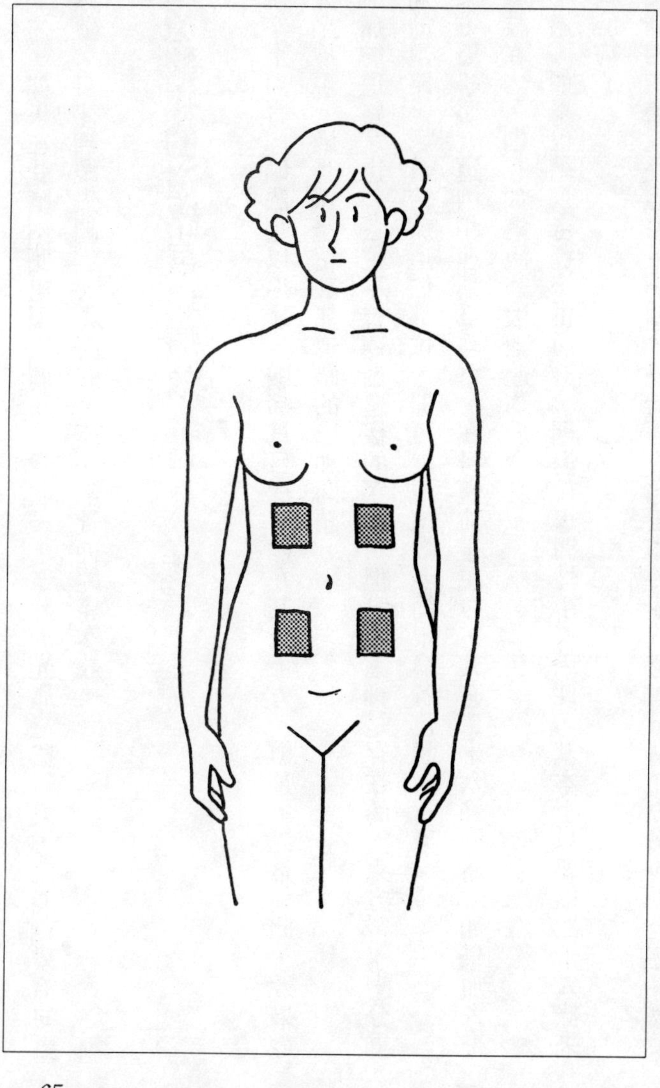

總之，如果在肚臍兩側出現壓痛點，請貼一～二片。光靠這些對策，就能對難治的更年期障礙、自律神經失調症、頑固的腰痛、坐骨神經痛奏效。

◉治療酸痛的道路展現療效

基本上而言，貼法是以疼痛、酸痛爲目標，貼在其正上方。但是，光是如此，效果還不能完全展現。因爲還殘留酸痛道路的處理問題。

酸痛的道路？也許各位不曾聽過這樣的字眼，但實際上卻是存在的。東方醫學十分重視酸痛的道路，認爲治療這個部位，即可展現療效。簡單爲各位說明一下。

東方醫學將穴道的相連稱爲經絡，在身體前後左右，共有二十六條經絡。如果加入奇經等分枝在內，則有如網眼一般地遍佈於全身。

不過，如果也納入奇經一併討論，則過於專門性了。因此，基本上只要以二十六條來探討就足夠了。

酸痛的道路就是經絡。例如，要治療心臟心悸的症狀時，只貼在心臟的正上方，效果較少。這時，如果連酸痛的道路的前臂中央也貼上一片，就能提昇效果。

「等一等！酸痛和穴道是相同的嗎？如果不同，根本就不需要酸痛的道路嘍！」

這是個好問題，那麽，我們就從穴道的形態開始來探討吧！

穴道的語源來自「壺」。也就是說用手指按壓時，感覺好像是進入「壺」中似的。這就是穴道。有形的代表，包括①壓痛、②硬結（硬塊）、③凹陷、④知覺異常等。占壓倒性多數的，則是①的壓痛與②的硬結（硬塊）。

我們就以①、②來探討一番。這不正與酸痛完全相同嗎？的確如此，所以可以把穴道視爲是酸痛。因此，穴道的道路，就等於是酸痛的道路。

前面已經提及，酸痛、疼痛與臟器、器官有關。看似不可思議，但是如果了解酸痛道路的話，就不難理解了。以心臟爲例，各位也能夠了解，能夠展現療效。我們就一起來學習酸痛的道路吧！

◆酸痛的道路①

肺經——咳嗽、痰、氣喘等

正式名稱爲「肺經」。出發點在胃的周圍，繞到大腸，再上行進入肺。其次，繞過氣管到達肩前方。從腋下通過手臂（上肢）內側前面，進入拇指。

用文字說明較爲困難，只要看圖就容易了解了。名稱是肺經，表示在這條道路發生酸痛時，呼吸器容易受侵襲。西方醫學很難了解這一點。不過，肺經甚至與皮膚機能都有關。

肺經的症狀　正如其名，首先會出現呼吸器官的症狀。氣喘的呼吸困難、咳嗽、有痰等等，都是由於這一條道路不暢所致。此外，因爲心臟在胸部（肺）之故，因此，也會出現心悸、喘氣等現象。而心臟跳動與前臂的關係，則與肺經有關。

咳嗽不止、心臟跳動迅速時，請檢查一下肺經。一旦發現壓痛點或酸痛時，就貼貼藥。

比較奇怪的症狀是出現在皮膚。昔日有此一說：「罹患肺結核時，皮膚呈現透明似的白皙。」這即表示肺經與皮膚有關。

此外，因爲通過上肢的內側前面，故也與手的發麻或發燙有關。

肺經

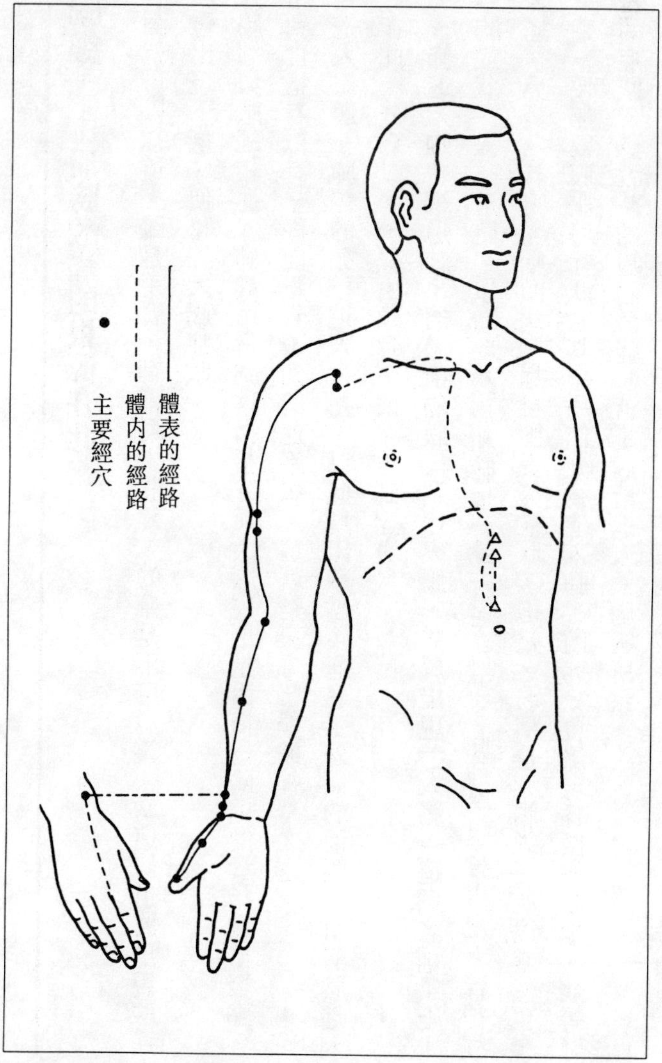

◆酸痛的道路②

大腸經——肩膀酸痛的根源在此

看圖就可以知道，雖是手臂，卻稱爲大腸經，的確是不可思議。當這條道路出現酸痛時，就會出現下痢、便秘等大腸症狀。

大腸經與肺經相連。肺經由胃到達拇指。而大腸經則是由拇指隔壁的食指爲出發點，從拇指到食指看似有一條肉眼看不到的連絡線。這就是東方醫學的神奇之處。

再進入主題。肺經的分枝進入食指，以此爲出發點，通過手外面的前側，由肩膀進入頸後，在此一分爲二。一條由頰到下齒，再到達鼻。

另一條進入胸，繞過肺，通過橫隔膜，到達大腸，終於出現「大腸」這個名稱了吧！

大腸經的症狀　提及道路，以肩膀酸痛和睡擰脖子爲主流派。此外，也會出現上臂神經痛、牙痛、鼻炎、耳鳴、咽頭病、扁桃腺炎等症狀。但是，名稱是大腸經，所以當然也會出現下痢、便秘及腹脹等症狀。其中一個分枝進入肺，因此，會出現輕微的咳嗽、痰等呼吸器官的症狀。感冒時的肩膀酸痛，就是病情進入大腸經所致。

大腸經

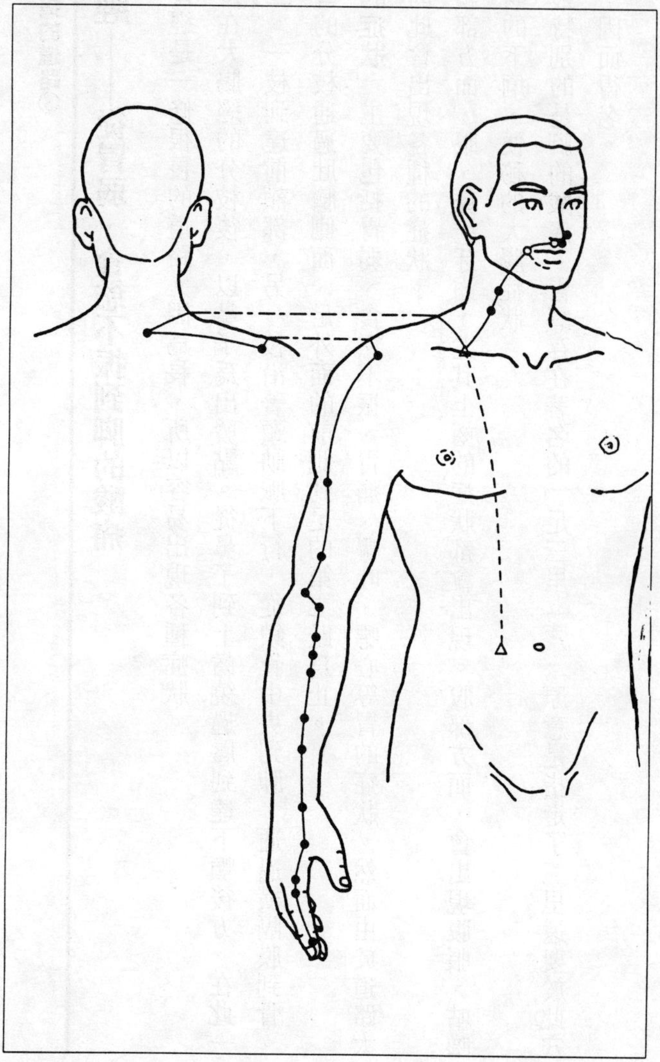

◆酸痛的道路③

胃經——從胃弱、食慾不振到脚的酸痛

胃經是一條很長的道路。因爲長，所以容易出現各種症狀。

接在大腸經的分枝後，以鼻子爲出發點。從鼻子到上齒繞過唇到達下顎後方。在此一分爲二。一枝到達前額部，另一枝沿著頸動脈下行，從鎖骨中央到肺，通過横隔膜到骨。進入胃的分枝通過肚臍側面、足外面的前側到足的第二趾爲止。

胃經的症狀 主要包括胃弱、食慾不振、胃痛、嘔吐、噁心等胃的症狀。然而由於道路太長，因此會出現各種的症狀。

頭部方面，眼、鼻、牙齒，尤其上齒的症狀都會出現。腹部方面，會出現腹脹、咕嚕咕嚕叫的下痢、便秘的大腸症狀。

最特別的是脚的酸痛。胃經存在著名的「足三里」穴。原意是指走了三里遠要於此穴針灸，因而得名。

胃　經

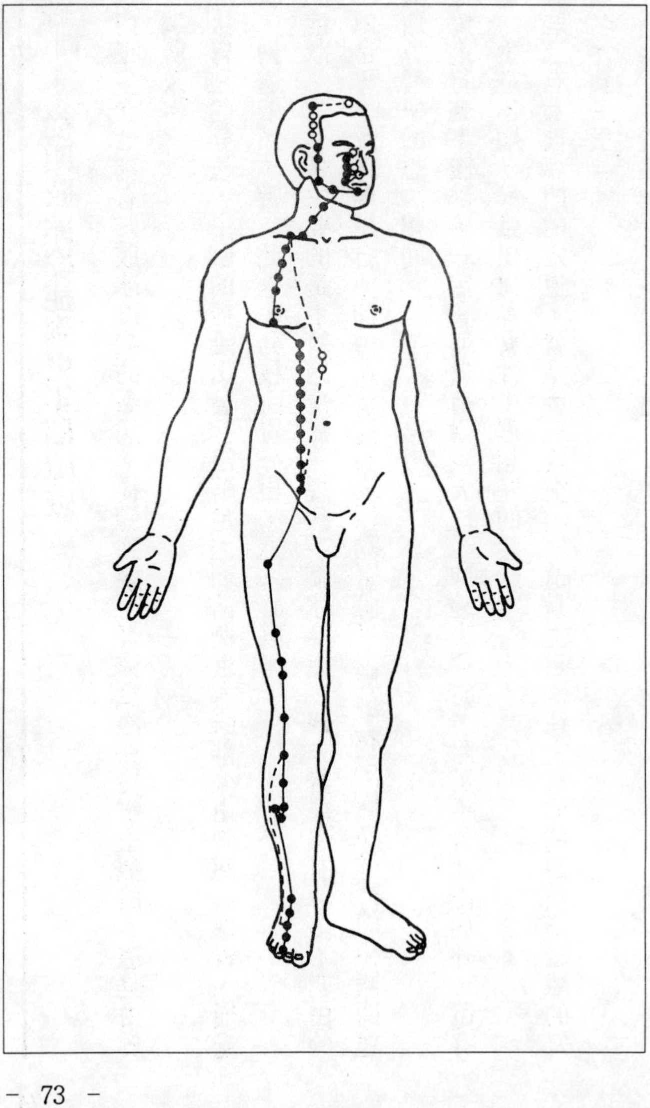

◆酸痛的道路④

脾經——從四肢冰冷症到更年期障礙

國內很多女性都有四肢冰冷症的毛病。從腳到腰，好像浸泡在冷水中似的。這是由於脾經失調所致。

承接胃經的分枝，由腳的拇趾出發。沿著足內面前側進入腹部。由脾臟繞過胃，通過橫隔膜，到達咽頭、舌。此外，分枝由胃分出，進入心臟。

脾經的症狀　當然最主要的是手腳冰冷症。說到手腳冰冷症，西方醫學還有許多不明白的地方。但是，一致認爲是自律神經和荷爾蒙系統的異常。脾經在手腳冰冷症的相關問題上，與西方醫學的想法相同。

從腳上行到下腹部，一定會通過荷爾蒙大門。脾經失調時，除了手腳冰冷症外，還有生理痛、生理不順、異常出血等女性生理相關的症狀。

脾經上有女性專門的穴道，就是「三陰交」。這是從足踝往上延伸約四橫指距離的穴道，別名「女三里」。

「三陰交」是從足踝往上延伸四橫指處，在本書中經常出現。與生理不順、下腹部痛、不孕症等所有的婦女病都有關。

女性一定要通過的關卡，就是更年期障礙，而在治療更年期的障礙上，三陰交則是非常的活躍。

脾 經

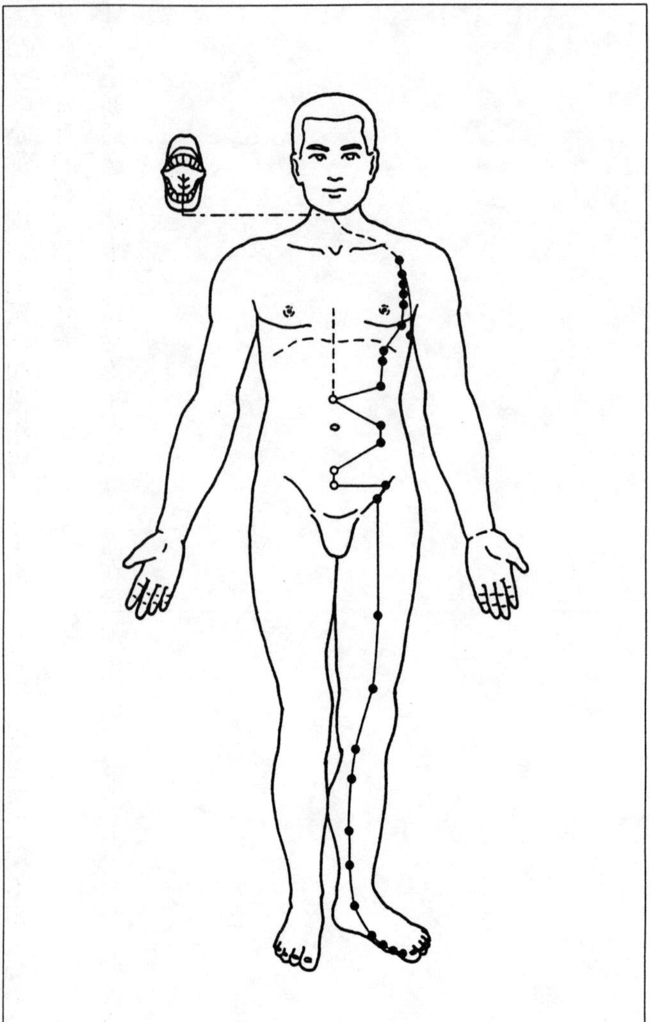

◆酸痛的道路⑤

心經——從心悸、氣喘到消化器官毛病為止

「心」的存在場所，自古以來就議論紛紛。在醫學進步的現代，談到「心」，不少人會指著胸，這是爲什麼呢？其解答就在於心經。心經除了心臟的作用之外，甚至還隱藏著控制「心」的力量。

脾經的分枝到達心臟。心經由脾經的心臟分枝爲出發點。首先，來到腹部主動脈附近到達腹部，再進入小腸。由腹部主動脈分枝的一枝，上行通過咽頭到達眼球的深處。另外一枝則向下沿著肺側下方，經由手的內面後側到達小指末端。自古以來，所謂「眼睛爲靈魂之窗」。心經能夠控制心，因此，當然會有到達眼球深部的分枝。

古人說，「心」在胸，而心靈之窗則在於眼。

心經的症狀　觀察圖後，各位也知道心經的出發點在胸。因此，包括心臟的症狀（心悸、氣喘、胸痛、呼吸困難等）以及呼吸器官、消化器官等的症狀都會出現。

一旦心情動搖時，咽喉會乾燥，心臟跳動劇烈，眼睛模糊不清。也就是交感神經過度緊張的症狀。當然神經不安定。過於緊張時，手指發抖，無法寫字。也就是自律神經與交感神經緊張狀態，就是心經的興奮。

罹患狹心症的人，經常有人建議要飼養寵物。因爲不僅是人與寵物之間的關係，而且是在撫摸動物身上柔軟的毛時，就不會引起心臟病的發作。

手掌撫摸毛的時候，產生一種舒服的感覺，而這種舒服的感覺會使冠狀動脈擴張，這是經由西方醫學證明的事實。

但是，其中與手掌相連之心經的作用，也是不容忽視。

心 經

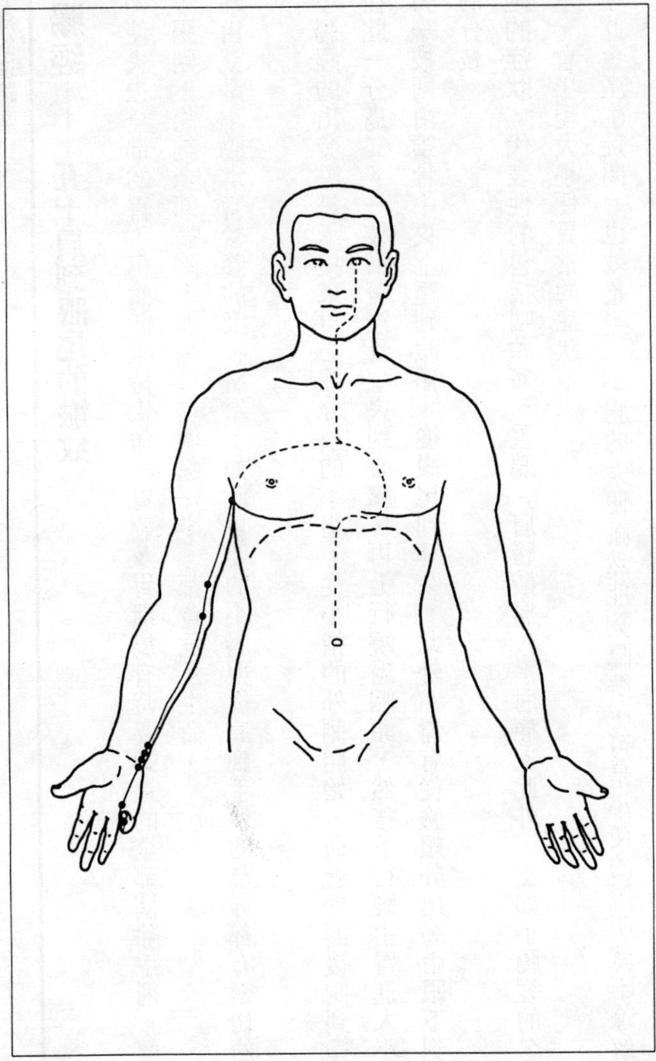

◆酸痛的道路⑥

小腸經——五十肩到眼尾的皺紋

即使失去全部的胃，仍然能維持生命。胃癌及胃潰瘍有時要動胃的全部摘除手術。但是，小腸則不能夠全部摘除，那怕只是摘除一半，都會危及生命。

理由就是小腸掌管營養的吸收所致。如此重要的小腸與從肩到手臂的部分都有密切的關係。

小腸經的出發點是承接來自心經分枝的小指。從小指的外側開始，通過外面後側到達肩，在此一分爲二。一枝沿著鎖骨中央到心臟，再上行繞過咽頭，然後下行經由胃進入小腸。另一枝則由鎖骨中央上達到臉頰，從眼尾到耳朵。此外，還有從臉頰分出經由眼下到眼頭的分枝。

小腸經的症狀 代表性的包括咽頭痛、重聽、肩膀酸痛、手肘痛。此外，正如小腸經的名稱所示，會出現大小便異常的症狀。

在此會產生疑問。也就是說，小腸的大便雖然能夠瞭解，可是小便的說明就不瞭解了。東方醫學等認爲營養的吸收幾乎都是胃的功能。而小腸則會區別清濁，只將濁水輸入膀胱，清水則成爲體液再利用。而沒有水分的殘渣則送入大腸變成大便。所以，小腸和小便依然有關。

以某種意義而言，小腸經也算是女性專科。請參閱圖。而男性最害怕、女性最常見的手肘撞擊，也是小腸經的勢力範圍。但是，卻有缺點，就是進行手肘撞擊後，會出現眼尾的魚尾紋。

觀察小腸經的道路可以知道，眼尾的皺紋原因在於肩膀酸痛。眼尾的皺紋是小腸經弱體化的象徵。其證明就是當眼尾皺紋增加時，手肘撞擊的次數會銳減。

此外，一旦年齡到達眼尾會出現魚尾紋時，肩膀酸痛的情形也會增加。同時，小指（女性）的魔力喪失時，眼尾的皺紋和眼下的黑眼圈都會增加。

小腸經與五十肩有密切關係。就好像腰痛與膝的組合一樣，五十肩的治療在復健中一定要納入以手肘爲主的手臂運動。此外，胃腸不好時，肩膀容易酸痛。這也是受到小腸經的影響。在鎖骨中央分開的二枝，一邊朝向肩的方向，另一邊則朝向胃腸。

因此，觀察小腸經，就可以瞭解到，肩膀酸痛與眼睛以及耳鳴的關係了。

小腸經

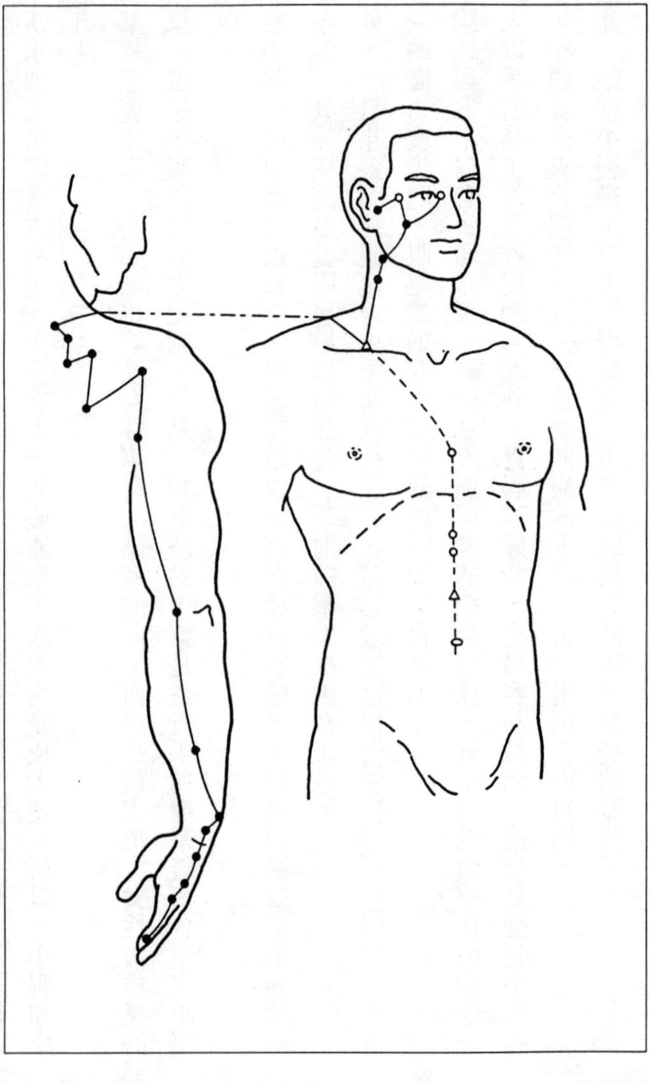

◆酸痛的道路⑦

膀胱經——涵蓋所有疾病

背骨是健康的泉源。其理由就在於背骨中的脊髓。好像網眼似的遍布整個身體。也就是說，背骨是神經的高速公路。

背骨的重要性，在西方醫學也有同樣的想法。不過觀點稍有不同。東方醫學注重的不是背骨本身，而是背骨的兩側。

背骨的兩側是穴道的名產地。雖說是穴道，但並不是普通的穴道。而是直接與生命活動有關的重要穴道在此排列。「能夠對疾病進行整個治療」，是非常重要的部位而不容忽視。

最令人感到不可思議的，就是東方醫學的命名法。在手臂還會出現大腸與小腸。而最出色的應該算是背部的膀胱經了。理由就是並非來自解剖學，而是來自經驗。因爲當對腰部進行針灸時，膀胱炎症狀卻消失了。因此，獲知背部有膀胱經存在。

膀胱經的道路與小腸經相連。承接小腸經的分枝，從眼出發。上行通過眼、腦，從頸、後脖頸進入背部。夾住背骨通往腰部，從腰穿過腎到達膀胱。

另一枝則通過背部最外側，和腰部通往腎的膀胱經合而爲一，下達腳背面中央，在腳的小指外側結束。

膀胱經的症狀 在經絡當中最長，涵蓋整個身體，症狀遍及全身。特別值得注意的就是腰痛治療。腰痛治療不能忽略兩下肢，即使下肢不會疼痛，但仍然要檢查壓痛點。就算是感覺浪費，也必須要在下肢貼藥。

以道路論而言，膝痛也是相同的情形。膝與腰都有膀胱經通過。因此，腰治療與膝治療一定要併用。

不要忘記膀胱經中有腦的存在。膀胱經與背骨平行，當隨著年齡的增長而不斷駝背時，腦的功能亦隨之減退。

所以，一定要保持好的姿勢，以防止老人痴呆。

膀胱經

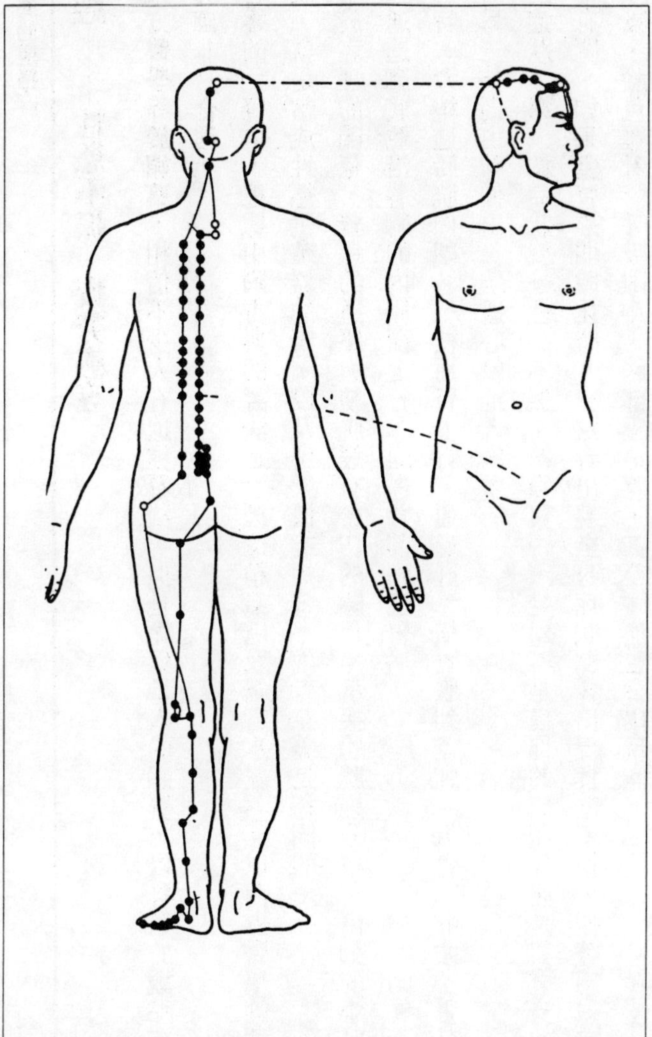

腎經——性慾不振、疲勞感等

東方醫學等於媚藥，相信不少人有這種看法。但是媚藥予人的感覺，以腎經的觀點來看，的確非常合理。

腎經的「腎」，根據中國古典的說法是「製造精氣處及掌管水處」。以西方醫學的觀點來說，就是當成性慾生殖器的腎，以及泌尿機能的腎，兩者意義是相同的。

基於表裡的關係，腎經的道路與膀胱經有密切的關係。承接膀胱經分枝，由腳的小趾出發，通過腳底並沿著腳的內側面上行，通過背部到達腎。

此時，會繞過膀胱周圍。一枝由腎上行，通過肝、横隔膜到達肺、氣管、喉頭、舌爲止。而另一枝則由肺伸出，繞過心臟進入胸中。

腎經的症狀 第一個症狀就是性慾不振。精强與否，絕對不是局部的問題，而是與全身的健康都有關。如果當腎經弱體化時，一定會出現全身症狀。會出現食慾不振、疲勞感、有痰、咳嗽、臉色難看、呼吸困難、胸部壓迫感，甚至腰痛也會出現。

有不少人實行步行健康法，同時也產生很大的效果。理由就是與全身健康有關的腎經通過腳底所致。看了圖，各位就可以瞭解，腎經波及到足、腰、內臟，以及心臟，藉著走路來刺激出發點的腳底，當然其影響也會遍佈全身。

腎　經

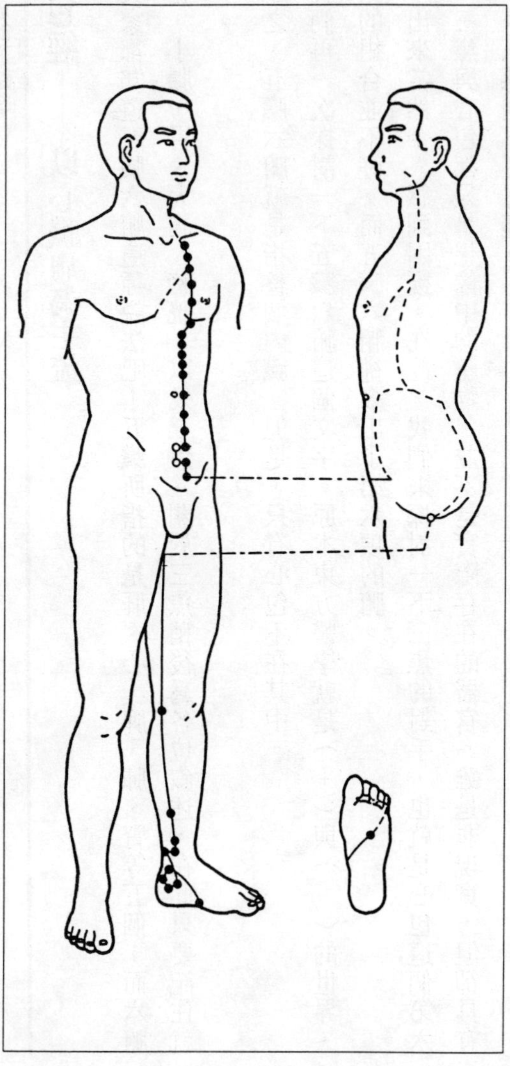

◆酸痛的道路⑨

心包經——以心臟病為主流

大家都知道五臟六腑這種說法吧！五臟所指的是肝、心、脾、肺、腎等五個；而六腑則是膽、小腸、胃、大腸、膀胱，以及三焦。關於三焦稍後爲各位敘述，在此只要記住就可以了。

總之，五臟六腑就是指整個內臟。但是，只有心包不在其中。

我們再一次探討一下五臟六腑這個文字。原本東方醫學就是（＋）與（－）的世界，五與六的組合並不好。而五臟六腑卻多出了第六項的腑。

多出來當然令人感到困擾。在此，我們來探討一下三焦的對手，也就是心包這個第六個臟。三焦與心包都只是想像中的產物，並不是實際存在的器官。雖是非現實，但卻具有作用，令人感到不可思議。

心包的道路是承接腎經的分枝，以胸中爲出發點。從胸中伸出，首先繞過心臟周圍，一枝沿著橫隔膜通過三焦，另外一枝則從胸中到達側胸部，通過手的內側中央到中指的末端。

心包經的症狀　心包的名稱顯示以心臟症狀爲主流。像胸苦悶、呼吸困難，甚至連心臟痛都出現了。此外，不要忽略手的症狀。如手發燙，手肘或手臂的運動障礙，以及手發麻等，都是心包經的症狀。

狹心症的症狀，不僅是胸痛，其前兆包括左肩的酸痛。但是，在此之前，有些人會說手臂發麻。只要觀察心包經的道路，相信各位就會瞭解其原因了。

心包經

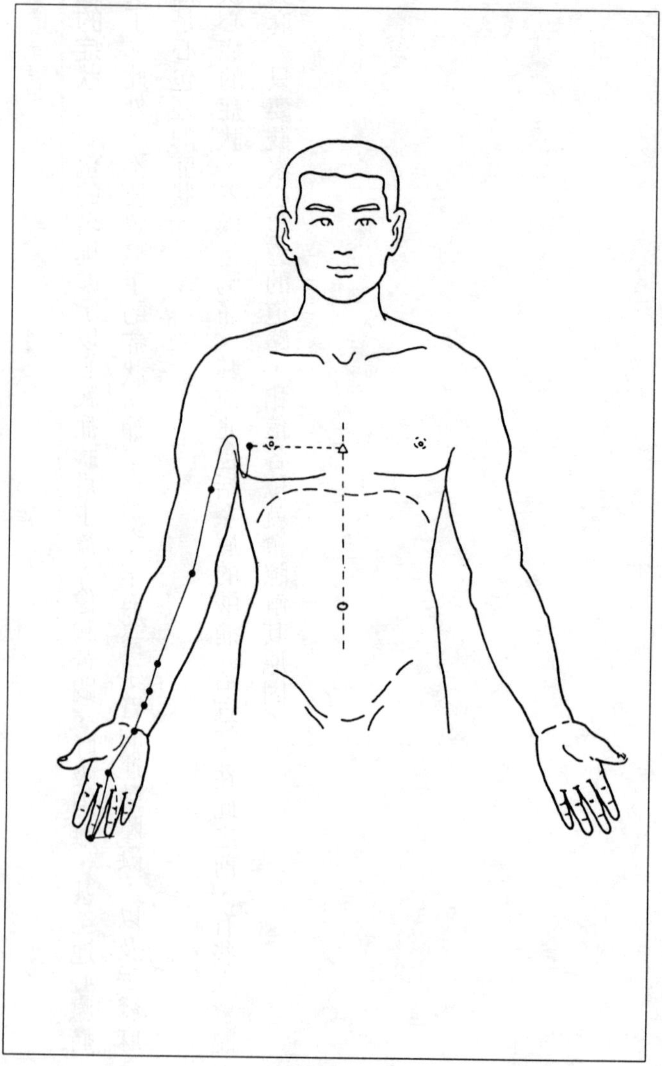

三焦經——原因不明之疾病的原因

心包經並非實際存在的，而其對手的三焦經也是想像的產物。三焦經對於學習東方醫學的人而言，是難解中的難解。

因爲僅從字面上來看，卻是很難想像。

茲爲各位敘述一下許多學者們的意見。所謂三焦就是將內臟區分爲上、中、下，並各自依其作用面而加以命名的。

上焦是指心肺的呼吸循環作用；中焦是指胃、脾、肝、十二指腸、小腸、大腸的營養消化作用；下焦則是指來自小腸的脂肪吸收，腎與膀胱的排泄，以及生殖與內分泌作用。

三焦經的道路是承接心包經的分枝，由無名指的末端出發，由無名指沿著手的外面中央上行到達肩。從肩到鎖骨中央，然後來到兩乳的中央，進入上、中、下三焦。

由兩乳中央逆行，再由鎖骨中央到達頸部耳後。在此一分爲二，一枝到達耳上、眼下，另一枝則從耳內到耳的前方，並經由臉頰到達眼尾。

三焦經的症狀　症狀非常的多。簡單的說就是胸、腹、下腹部的症狀，再加上眼和耳的症狀。以東方醫學拿手的（＋）（－）的想法來看，三焦經則屬（－）。因此，涼性症狀較多。

在世間上有許多原因不明的病狀。像不清楚的感冒症狀，無法去除的輕微發燒，這些全都是由於三焦經的紊亂所造成的。只要能夠擊退三焦經的酸痛，像原因不明的耳鳴消失的例子，時有耳聞。

三焦經

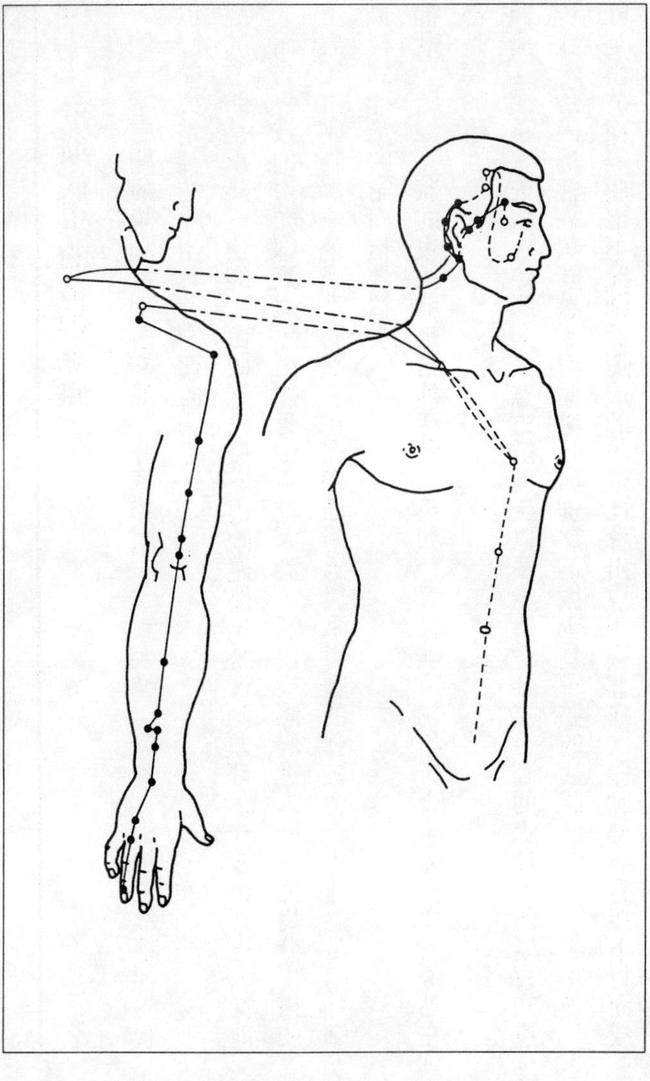

◆酸痛的道路⑪

膽經——歇斯底里的精神源頭

與「膽」字有關的說法特別多。像「肝膽相照」、「大膽」等等。都是表示精神的狀態。所以膽經與精神的作用具有密切的關係。

膽經的道路是承接三焦經，由眼尾出發。由眼尾開始繞過側頭部，一枝由耳進入從前方伸出。而另一枝則由頭部到肩，由鎖骨中央進入胸，通過橫隔膜進入肝。從肩分出來的一枝，由肩經由側胸部並繞過季肋部，在肩關節附近與來自膽的分枝會合，通過足的外側中央，最後到達足的第四指末端。

膽經的症狀　膽經症狀的主流就是精神活動。正如「大膽」這句話所表現的一樣，優點在於萬事都是屬於陽性的。

像頭痛、頭重、失眠、焦躁、注意力散漫，以及膽囊會分泌苦澀的膽汁。所以會知道膽汁的苦澀，是因為曾經嘔吐過。因此嘔吐與食慾不振也是重要的症狀。

嘔吐是由於橫隔膜上下運動所造成的，因此會出現側胸部痛。側胸部痛直接下行而成爲腰痛的一部分，而到達腳則形成坐骨神經痛。

自古即有女性的歇斯底里。而同樣是歇斯底里，膽經的歇斯底里則屬陽性的。附帶一提，稍後所述有關肝經的歇斯底里，則屬於陰性的。

此外，「焦躁」也和「膽」字有關。受到膽經型的歇斯底里直接攻擊的男性，必須要覺悟了，根據古書記載就好像「颱風過境」一般。

根據「五行分配表」的說明，膽包含淚、語、怒、貴、眼等。憤怒增加時，臉色發青、哭著叫著、連眼睛都往上吊。所以，膽經歇斯底里真是好像刮大颱風一般。

膽 經

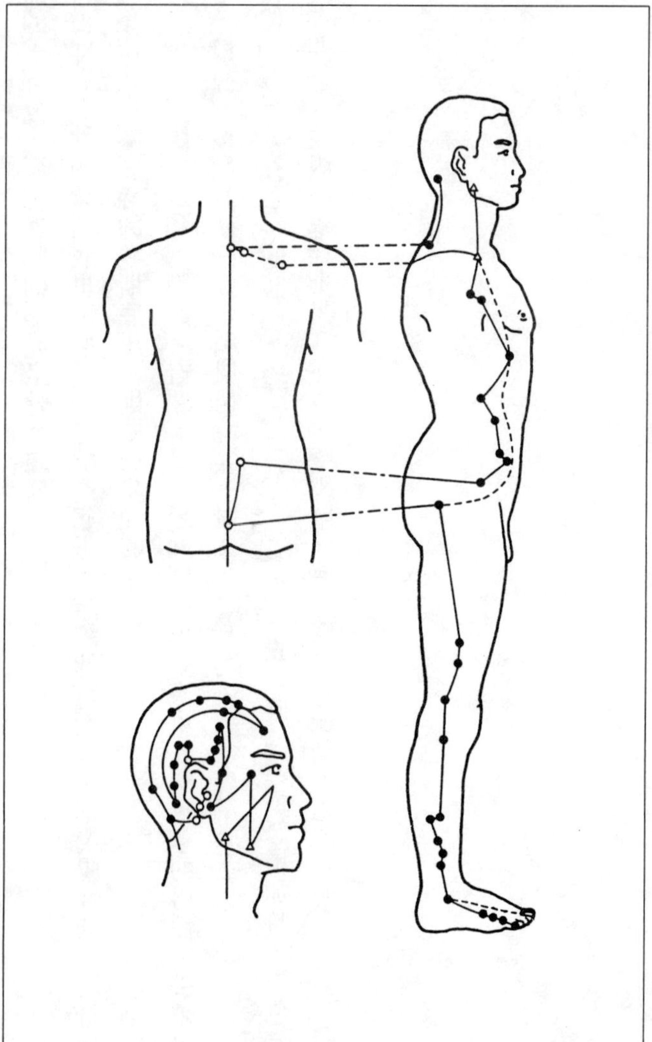

◆酸痛的道路⑫

肝經——從失眠到神經症

東方醫學始於五行說的學問。五行說是把一切都分爲五種來考量。像東南西北＋中央，春夏秋冬＋節氣等。

根據前述「五行分配表」，肝與春、東、木、怒、憂、筋膜等有關。也就是說，在春天樹木發芽時，心情隨之動搖，容易生氣憂鬱，身體肌肉方面則容易疼痛。

的確，春天因爲換工作或是升學就業，大都會出現壓力性潰瘍或神經症，此外，也容易引起神經痛。膽經的分枝到達腳拇趾的指甲根部。而肝經的道路則是以此爲出發點。沿著腳的內側中央上行，進入陰部，通過下腹部到達肝。而其分枝則繞過膽，進入側胸部，然後由氣管、咽頭後方到達眼球，再進入頭部。

來自肝的分枝進入肺，下達胃附近。在此成爲最初肺經的出發點。

肝經的症狀　肝經的精神症狀略帶陰性。像消瘦型，臉色蒼白，沒有元氣卻又非常倔强，容易生氣，滿口道理，若這些人有失眠症狀，那就是肝經紊亂所造成的。

肝　經

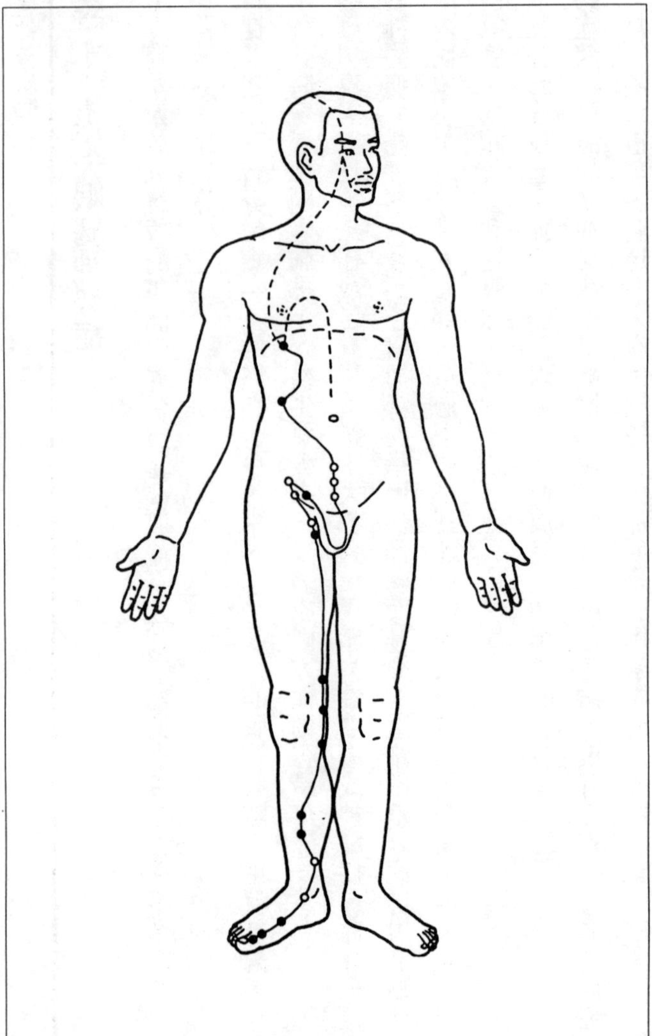

督脈——從痔瘡到圓形脫毛症

「真不敢相信，人體也有北極和南極」。的確如此，實際上有類似的部分。督脈的北極是頭的頂點，南極則在肛門附近。而頗耐人尋味的就是南極、北極都是痔瘡疾病的特效穴道。

此外，督脈這個名稱就讓人覺得很不可思議。因爲到目前爲止，所敘述的道路都有這個「經」字，而這次卻出現「脈」這個字。

理由很難說，只要各位簡單記住以下的敘述即可。關於經有十二經絡，而再加上身體前後的督脈與任脈，合計有十四經絡。

督脈的道路非常的簡單。從肛門附近通過背骨上方到達頭頂。從頭頂下達前方到上齒。

督脈的症狀　督脈在背骨的正上方，而在其下方會出現泌尿器官系統、痔瘡疾病系統，生殖器官系統的症狀。在腰部方面，除了腰痛外，還與罕見的圓形脫毛症有關。

肩胛部因受到大腦的影響，精神不安定、失眠、神經症等會出現在臉上。頸中央則關係到言語的症狀，所以因腦中風而罹患失語症的患者，最好是在頸部的中央貼藥。

督 脈

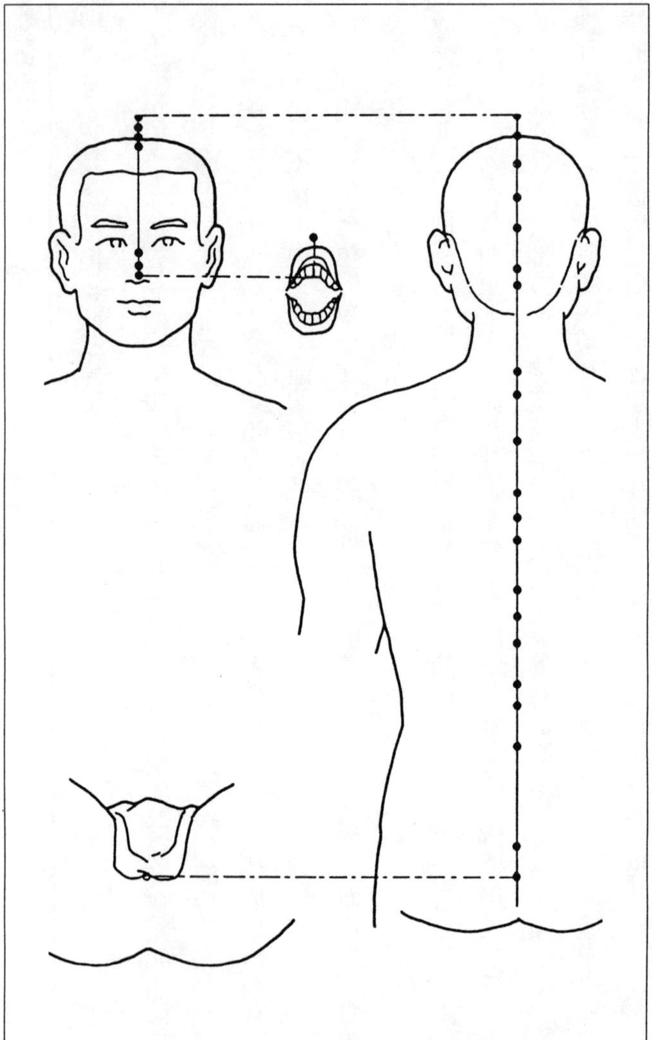

◆酸痛的道路⑭

任脈——性與語言的密切關係

國內的男性似乎已經完全忘記婚姻與愛的語言了。而且幾乎是採取姜太公釣魚願者上鉤的主義。但是，甜言蜜語是愛的點綴，也是性的ＢＧＭ。

任脈的道路與督脈相同，其出發點在接近肛門的會陰部。從肛門附近伸出繞過外陰部，再從下腹部到達腹部正中央線上。然後直接上行到咽喉，由顎經過顏面繞過嘴唇，一分爲二，到達兩眼的中央下部。

任脈的症狀　任脈與生殖器官的症狀並陳。

特別值得注意的，就是語言與强精的關係。任脈繞過唇，因而與語言有密切的關係。藉著甜言蜜語，能夠使疲憊的性重新發揮威力。也就是任脈的作用。

到目前爲止，已經研究了很多的貼法。依順序爲各位介紹如下：

①對於疼痛或酸痛部位直接貼

②對於活動時的重點部位貼

任 脈

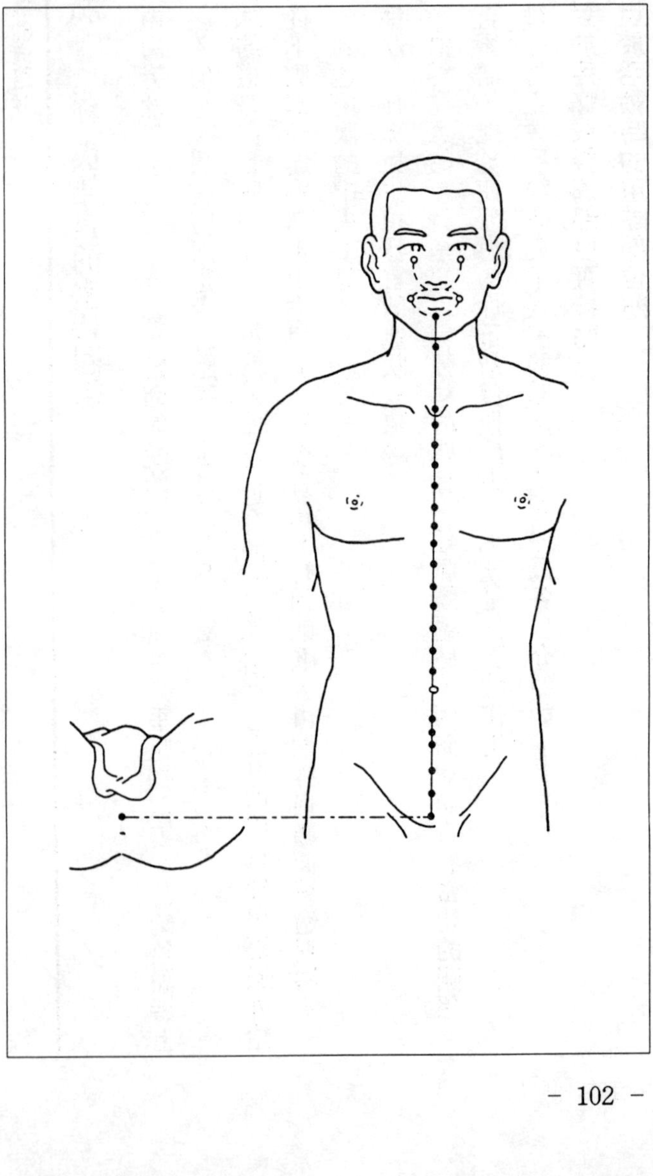

③壓痛點貼
④廣範圍貼
⑤固定貼
⑥兩面貼
⑦血道貼
⑧道路貼

貼藥並不具有强力作用，所以不用擔心副作用的問題，可以安心的使用。其力量雖不强，卻能產生强大的效果，因此，必須要在各種貼法方面下功夫。

次章所介紹的「貼的場所」，也請和先前介紹的貼法加以研究，並搭配組合來應用，就能產生更大的效果。

第4章
圖解　一目了然的症狀別貼法

肩膀酸痛——將重點置於運動性來貼

肩膀酸痛是較爲常見的症狀，其症狀雖然大衆化，卻難以治癒。貼法，首先是要尋找感覺酸痛的部分。請慢慢地活動頸、肩以及上臂。一邊活動，一邊尋找酸痛的部分，並將貼藥貼在酸痛的部分。

肩膀酸痛是慢性疾病，不需要重疊貼，但是卻要隔開間隔，重視其運動性，才會產生良好的效果。

貼的場所……頸的外側。

從頸根部到肩膀前端。

手肘外側的轉折處。

肩胛骨與背骨之間（縱長貼）。

頸與肩，上臂的運動痛部分（廣範圍貼）。

肩膀酸痛的有效貼法

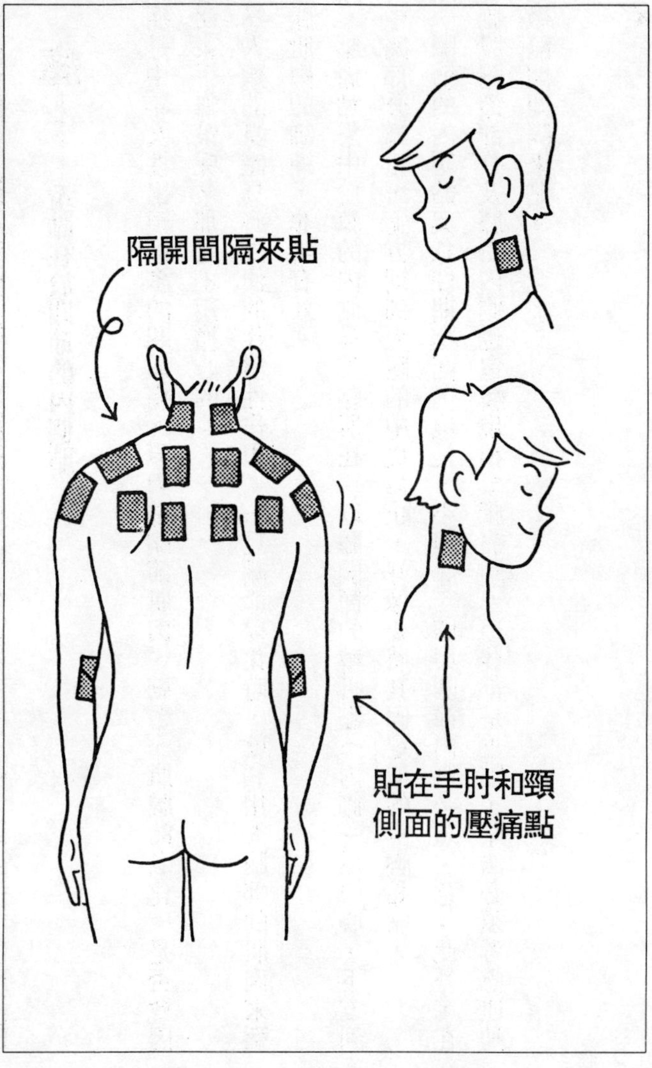

膝痛——重點在於關節的內側貼

膝痛是中年女性出現最多的關節痛。原因是關節肌肉、韌帶、肌腱的老化。是否會因爲老化而束手無策呢?那是不用擔心的。

因爲人類的身體具有方便的代償性作用。一旦關節變化時，就利用大腿部的肌肉來彌補。大腿肌肉的訓練，非常有效。

急性期 壓痛點集中於膝的內側爲重點所在。以膝關節的轉折點(內側)爲中心，下方到下肢的中間部分爲止，上方則到大腿的中央爲止，好像要將其固定似的重疊黏貼。

慢性期 關節的內側貼與急性期相同，但是，小腿肚、膝與關節內側必須注意。此外，在腰的外側股關節部分及膝正內側也會發現很多壓痛點。這些都是重點，貼法必須考慮運動性，稍微隔開間隔來貼。

膝痛的有效貼法

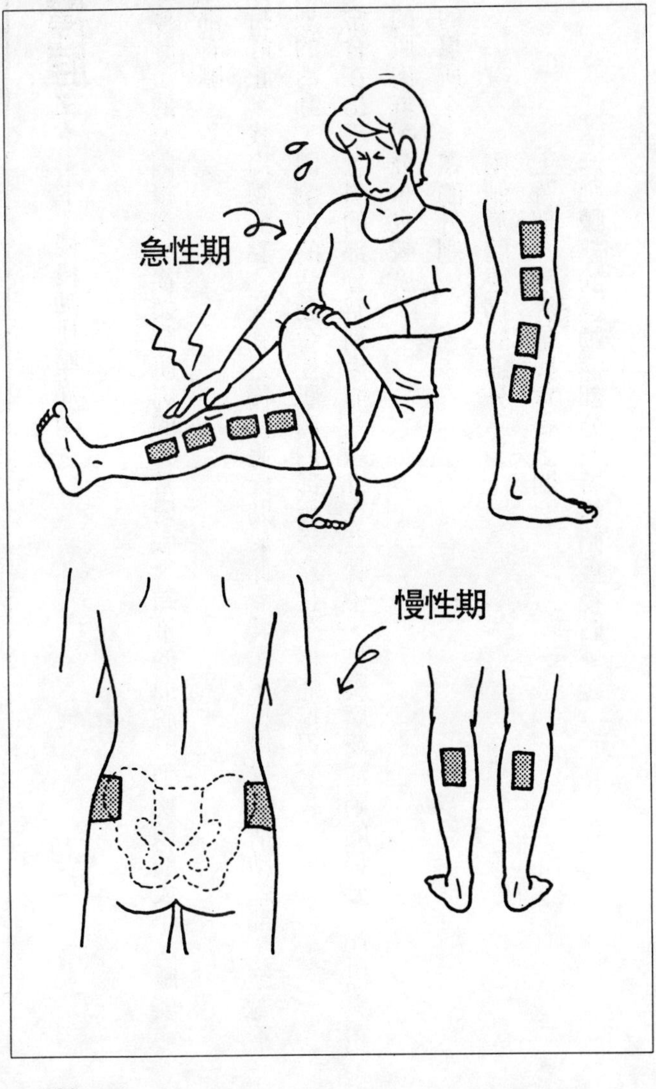

睡擰脖子——慢慢動找壓痛點

睡擰脖子的原因很多。從頸部肌肉的異常緊張、頸椎的亞脫臼到枕頭的大小、睡姿、作夢等都有關。

保持靜止，找出壓痛點。找到之後就將藥貼於此。其次，再慢慢的活動頸部，絕對不能夠劇烈的活動，因劇烈的活動會使肌肉內部發炎惡化，疼痛拖得更長。

通常會在出乎意料的部分感到疼痛。頸椎在背骨中，是屬廣泛活動的部分。所以與頸椎有關的肌肉群，分布也較廣。

貼的場所……頸的外側。

兩側肩膀酸痛的部分。

上背部，肩胛骨與背骨之間。

活動頸部的運動痛部分（廣範圍重疊貼）。

睡擰脖子的有效貼法

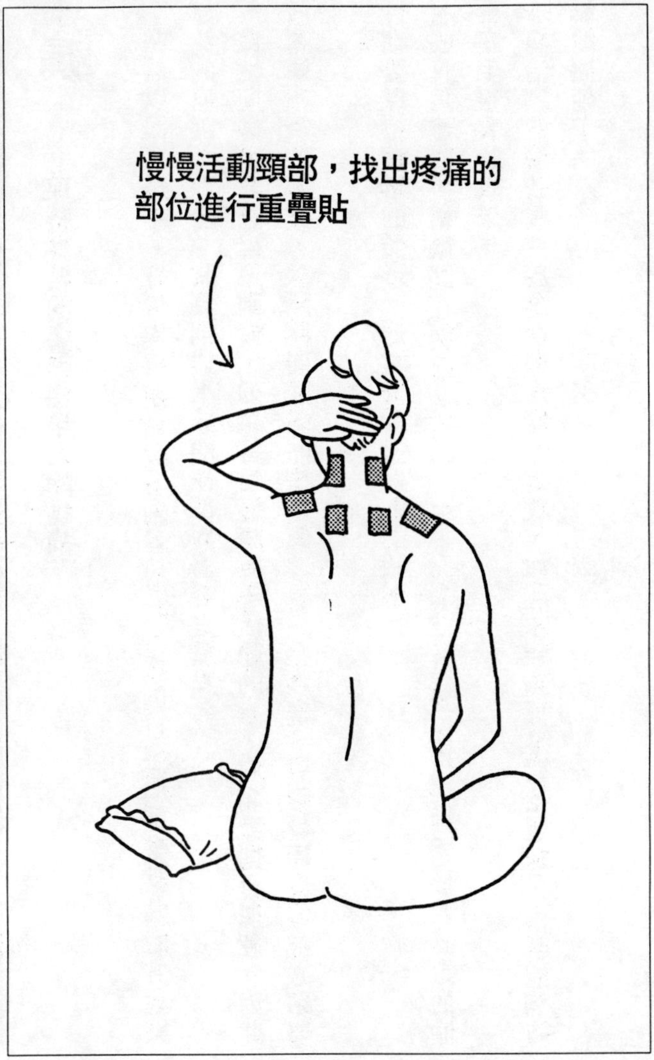

五十肩——保持輕鬆的姿勢儘早去除疼痛

急性期 當然以固定爲主。好像與肩關節完全吻合似的，採倒U字形重疊黏貼的方式來貼。背部側的肩胛骨部分、胸側則連上肢的根部周邊都是重點。

慢性期 慢性期必須要重視運動性。如果害怕疼痛而不活動的話，肩關節則會僵硬。因此與活動肩關節相關的部分，採隔開間隔的貼法。頸、肩、上胸部，肩胛骨周邊等都必須要貼。

急性期要保持輕鬆的體形。通常要保持以下的體形。

手肘成直角彎曲，稍微擺在胸前。這時，手掌朝上，只要保持這種體形而固定的貼藥，就會產生很大的效果。

五十肩治療的秘訣，在於急性期疼痛的處置，如此才能夠提早開始運動，也就能夠防止肩關節的僵硬了。

五十肩的有效貼法

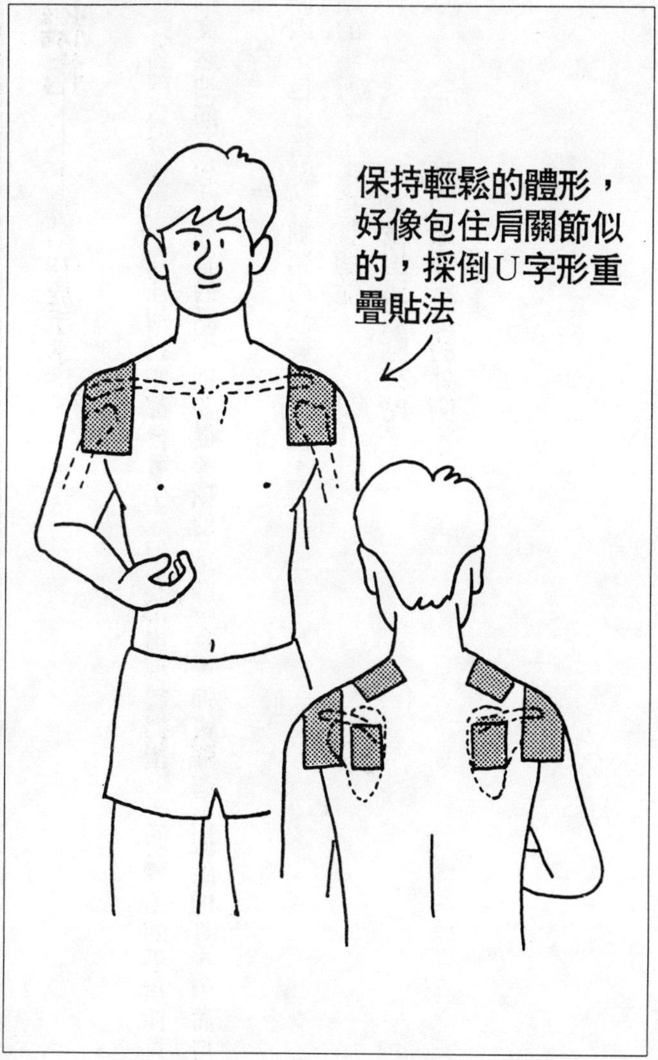
保持輕鬆的體形，
好像包住肩關節似
的，採倒U字形重
疊貼法

扳機指——重點在於手掌

正式名稱爲發彈指。在任何指頭都會發生，但大都出現於拇指。當將彎曲的手指伸直時，卻突然抽筋。想要伸直的話，則要從旁輔助。同時會像彈簧彈起來似的伸直，因而得名。

原因是包住指腱的腱鞘內部發炎所致。

貼的場所……手指整個貼。

手掌找出壓痛點來貼。

肘關節轉折點的外側。

扳機指的有效貼法

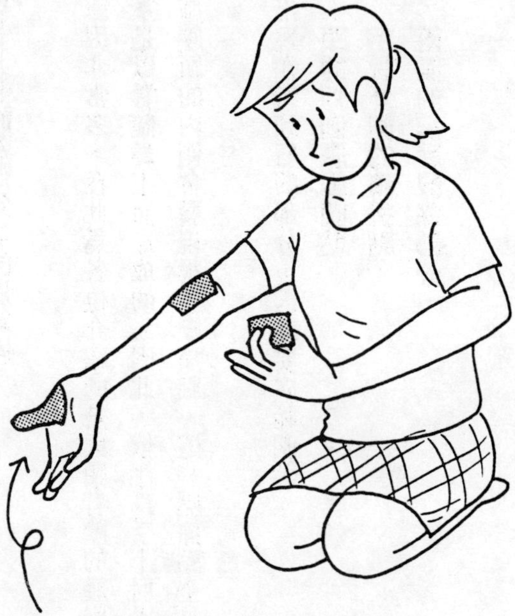

好像將整個手指包住似的貼法

手指發麻——涵蓋頸到肩的廣範圍

手指發麻的原因非常多，在此爲各位介紹的是與頸有關的發麻症狀的貼法。

人體的運動系是以脊髓爲主而形成的。因此，依序爲手—肘—肩—頸。手發麻時首先要注意到頸。仔細壓頸的內側會發現很多壓痛點，這些壓痛點全是貼的重點，而手肘的轉折點也是治療點。

壓痛點也會出現在頸到肩的部分，因此要廣範圍貼。

貼的場所……頸的外側廣範圍貼。

手肘外側的轉折點。

兩側的肩膀酸痛部分。

手指發麻的有效貼法

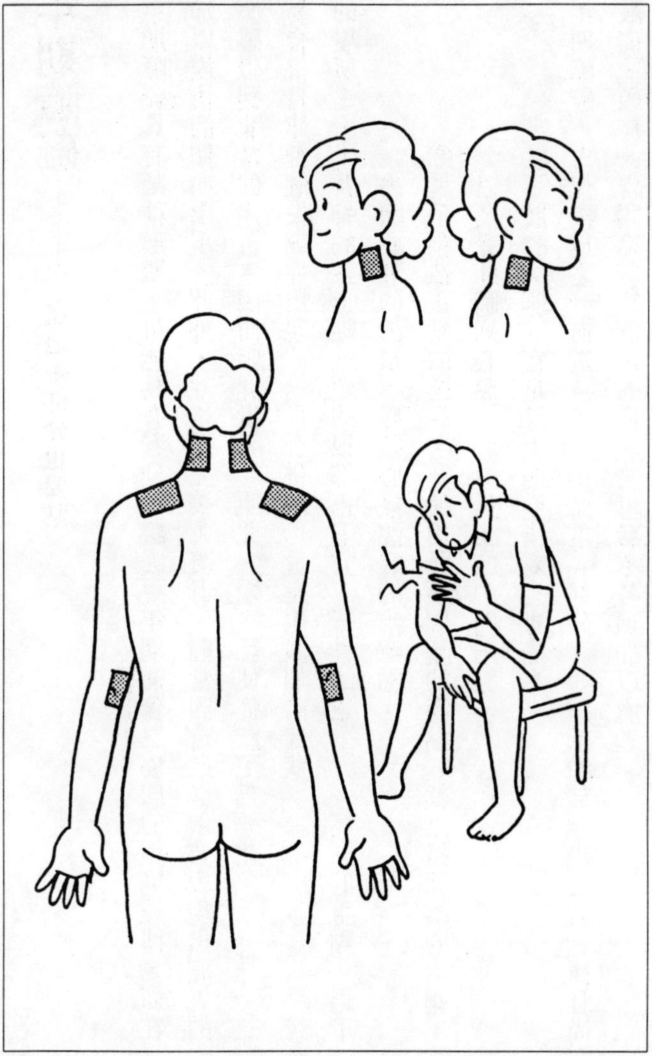

更年期障礙——「血道」部分也要貼

更年期障礙具有某種形態，可能具有看到母親因更年期痛苦之姿態的環境遺傳，而在心理上加以模仿的傾向出現。此外，性格爲完美主義者，經常因自己必須要表現出完美的一面，而感覺到非常的痛苦。因而咀咒世界、咀咒人類，反使症狀更爲惡化。

容易合併自律神經失調症出現，一旦合併時，會產生激烈的症狀。

貼的場所……①**背骨的正上點**（頸的根部正下方、背骨的正上方）爲貼的重點。爲了去除心理的因素，必須心氣沈靜的治療點。

②爲了創造正常的體調，要使用**肚臍周圍的四點**。就是指肚臍的兩側，以及從肚臍到心窩、恥骨爲止的中間兩點。

③**下肢的內側**。在足踝上四橫指處有壓痛點。

更年期障礙，古代稱爲之「血道」。而「血道」部分，如圖示的部分也要貼。而且尚有肩膀酸痛、頭痛、胃腸障礙等許多的症狀，可參考各項加以處理。

更年期障礙的有效貼法

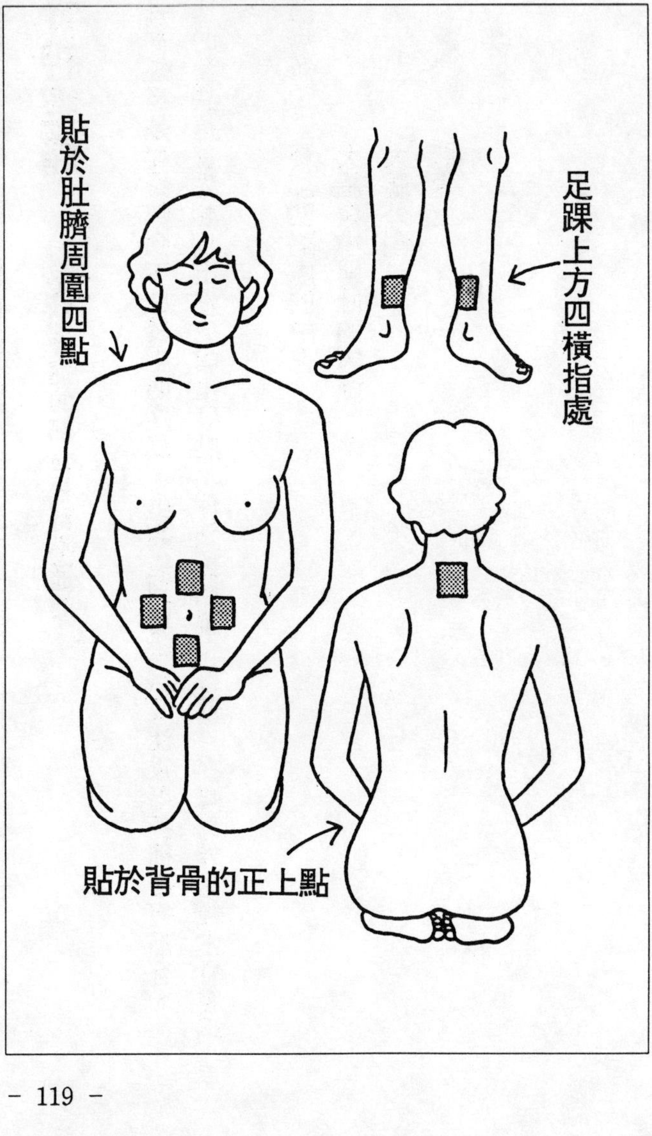
貼於肚臍周圍四點
足踝上方四橫指處
貼於背骨的正上點

坐骨神經痛——光貼疼痛的部分是行不通的

坐骨神經痛是從臀部到下肢發生的疼痛，由劇痛到發麻以及沈重等各種疼痛都有。

貼法的秘訣是首先要找出疼痛的出發點，仔細按壓腰、臀部。在臀部外側經常會發現壓痛點。

貼的場所……臀部凹陷處的中央。
大腿與小腿肚的內側。
大腿外側。
骶骨上。

坐骨神經痛的有效貼法

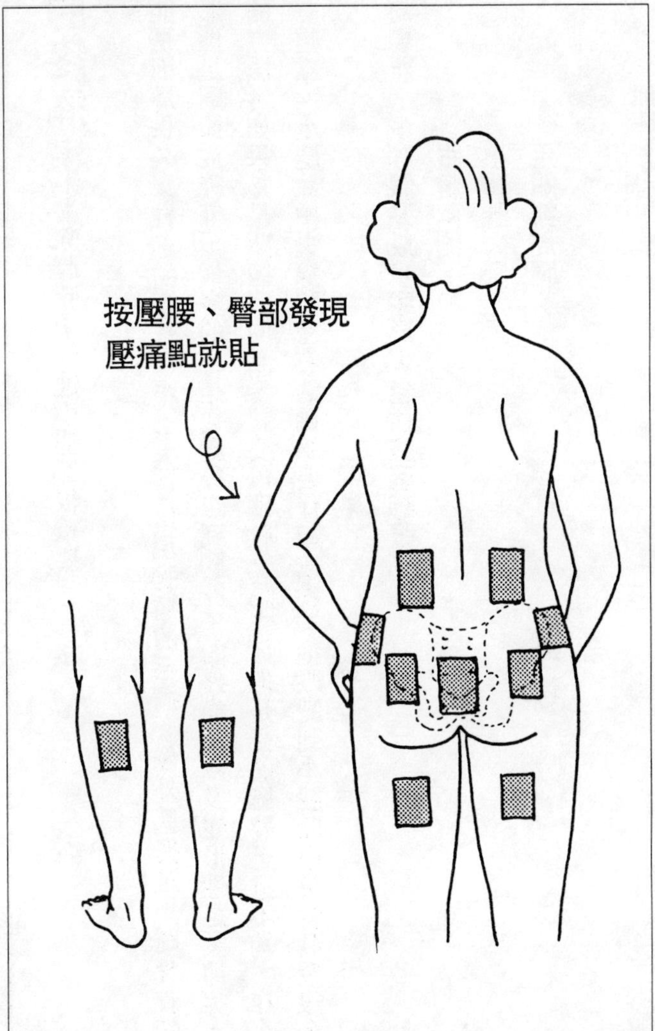

腳的疼痛——除脚脖子外連小腿都很重要

可能是因爲長久穿鞋子的生活，很多人會出現腳痛的毛病。像外反拇趾、踵骨骨端炎、變形性足關節症等等，最多的就是從腳後跟到腳脖子的疼痛，以及變形性足關節症。

貼的方法，如果是足關節症的話，就要以腳脖子爲主。但是光貼腳脖子還不夠，在小腿肚還有重點。小腿肚中央線和左右的側線要仔細按壓，從跟腱到小腿肚中央會發現很多壓痛點。

貼的場所……腳跟貼成U字形，包住整個腳跟。
跟腱兩側。
小腿肚內側。
足關節周圍。

腳痛的有效貼法

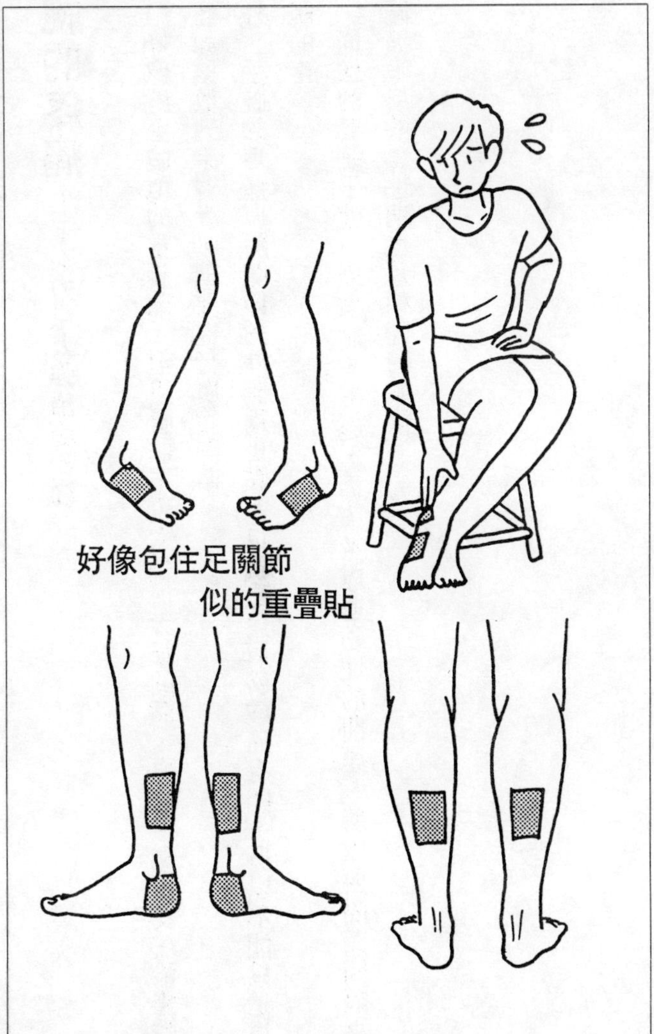

手腕的疼痛——力量太強治癒較遲

急性期　好像繞手腕似的重疊貼，但重疊貼不可太強。太強的話，血液循環不良，治癒較遲。疼痛如擴散到手臂上，則要進行廣範圍貼。

此外，手腕的疼痛以肘關節的外側爲重點，也就是與肩膀酸痛有關，所以不能只是注意到手腕的疼痛。

慢性期　同樣的要繞手腕一周來貼，不過，爲了考慮運動性的問題，所以要隔開間隔來貼。肘關節、肩的急性期也是相同的貼法。

手腕疼痛的有效貼法

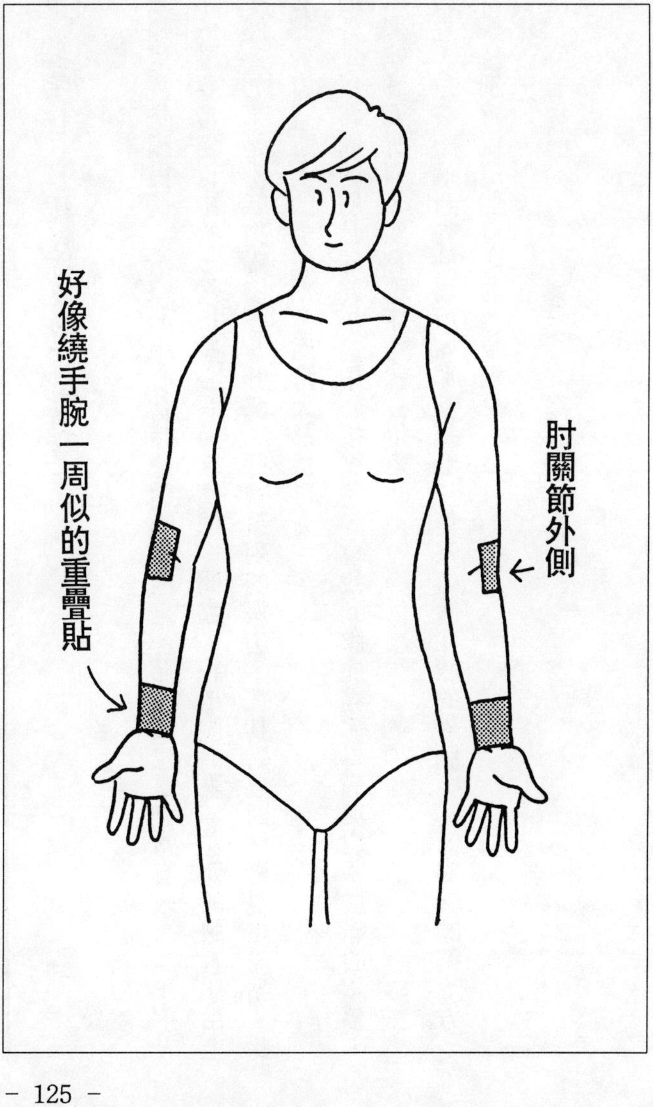

胃痛——具有特效的「三里穴」

胃痛據說是國民病，治療的中心當然是食物。但是，貼藥法也是相當有效。

第一點要考慮胃中心，請按壓心窩與肚臍的中間點，找出壓痛點。左側的腹直肌由上往下按壓，如果是十二指腸潰瘍、肝臟、肝膽系列的疾病，在其附近則會出現壓痛點。此外，右側的腹直肌上的壓痛點，通常大都是胃炎。

另外，以背面的肋骨的終端爲中心按壓時，會找到壓痛點。胃病與肩膀酸痛的關係，自古以來就爲人所知，如有壓痛點就必須要貼。

另外，還有一個意外的場所，那就是「三里穴」，在膝的外側，關節部分的稍下方。東方醫學特別重視這個胃病的特效穴。

胃痛的有效貼法

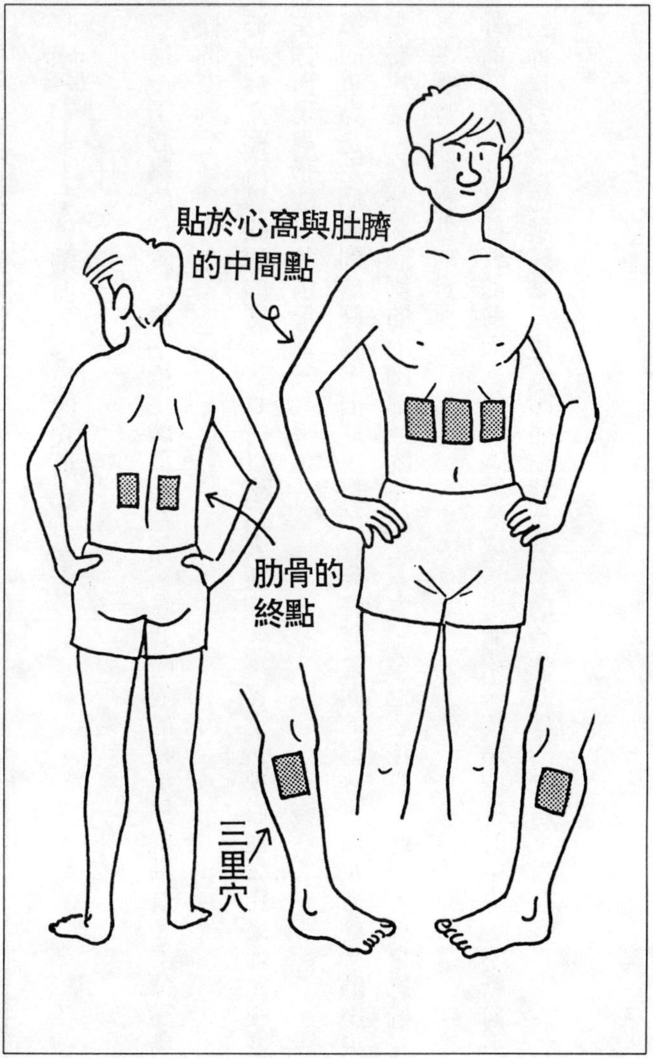

心臟——手臂前面為心悸的穴道

請考慮一下心臟的位置。用手抵住胸部的左側。噗通噗通的在那兒跳動著。治療點集中於身體的左側。

狹心症與左側肩膀酸痛的關係，自古以來爲人所知。事實上，狹心症發作之前，很多人都說左側出現肩膀酸痛的情形。

心臟的重點是左側肩到肩胛骨，因此，肩胛骨到背骨之間的部分，以及肩胛骨的中央部分都需要注意。另外，左側的上胸部及乳房的正下方等等也要注意。此外，如果感覺左臂發麻，也要當成治療點來處理。

意外的穴道，就是前臂的前面。從肘關節的轉折處開始，按壓前臂的中央，不斷向下延伸，就會找到較强的壓痛點。這個壓痛點就是著名的治療心悸的穴道。

心臟的有效貼法

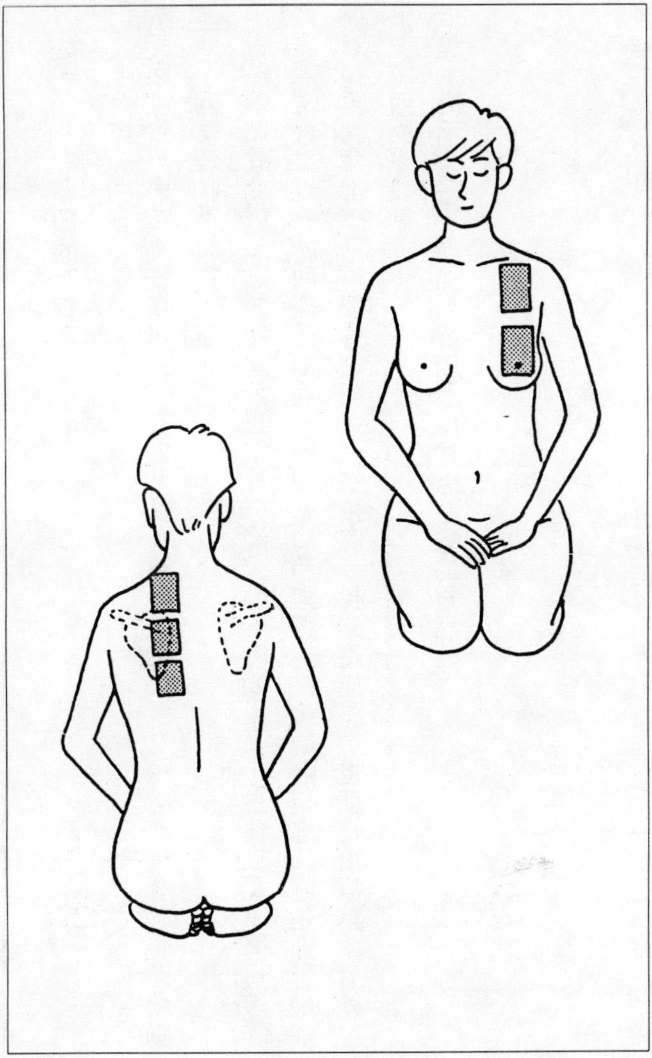

血壓——左顎的時效點

血壓有特效點。首先請將臉朝左（右也可以）轉。然後摸摸左顎下方，會感覺頸動脈跳動的部分，這就是血壓的特效點。

將半張貼藥貼於此處，貼的時間約三~五分鐘，貼的時間太長，會使血壓下降過多。

高血壓經常會出現肩膀酸痛的毛病。雖說是肩膀酸痛，正確的名稱應該說是頸部酸痛吧！從肩到頸再到背部（兩肩胛骨之間）仔細按壓。找到壓痛點，也就是治療點。另外，肚臍上下左右四點也要貼。

高血壓＋心臟病時，請加入前面所敘述之心臟的重點。

血壓的有效貼法

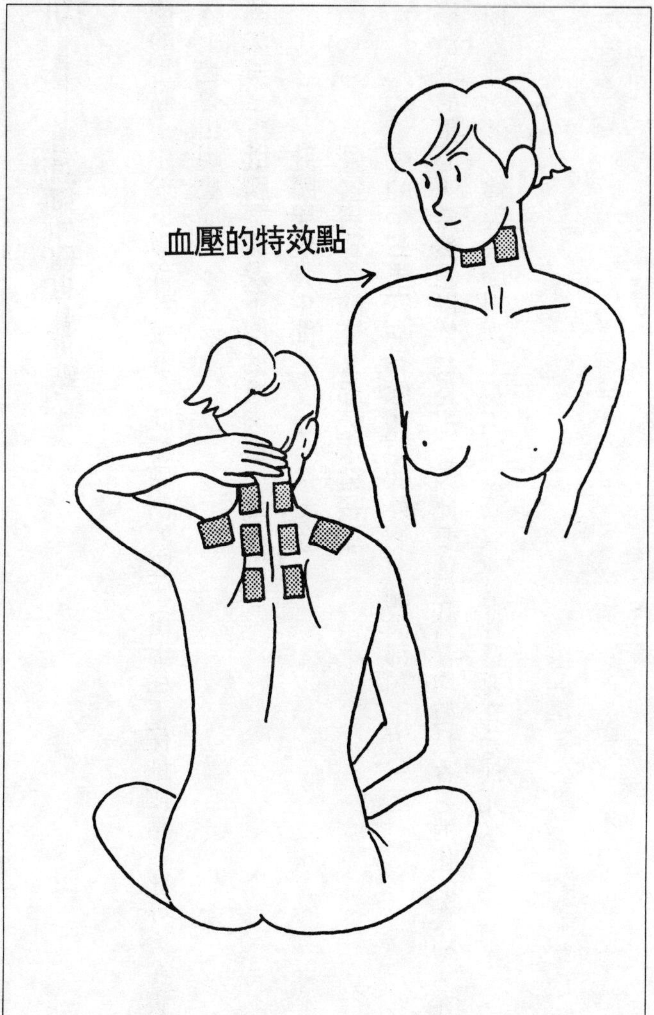

下痢——膝關節外側也有重點

下痢的重點集中於下腹部及腰部。肚臍兩側的腹肌由上往下仔細按壓。此外，在腹部的中央線上也會出現壓痛點。

貼的場所……肚臍兩側及下腹的肌肉群（縱長貼）。

肚臍與恥骨中間。

骨盆與背骨的交叉部分採縱長貼。

腳的「三里穴」（膝關節的外側、關節部稍下方）。

下痢治療的重心，當然是以飲食爲主。因此要選擇營養均衡且容易消化的食物。在烹調法方面，煎、炒、炸等油脂料理，都不可以攝取。另外還要充分補充水分。

下痢的有效貼法

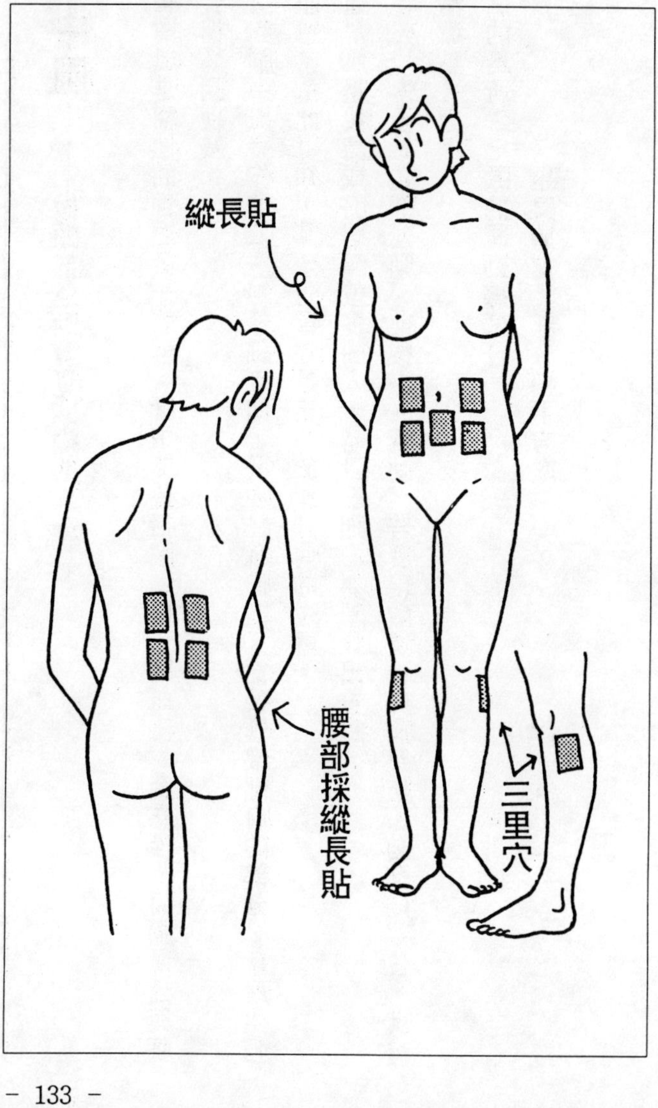

腦中風——做頸部運動發覺酸痛的部分

腦中風是腦性的昏迷發作總稱。腦中風包括腦溢血、腦血栓、腦塞栓，而腦血栓與腦塞栓合稱爲腦梗塞。

引起腦中風發作的人，經仔細詢問，發現在發作前，從後頭部到肩的部分，會產生強烈酸痛感。由此可知，其預防重點是集中於頸到肩的位置。

通常血壓較高或膽固醇較多的人，請以下列的要領找出重點。

首先，慢慢做頸部運動。前後左右轉動，若發現酸痛、疼痛及無法動彈的部位，就可當成治療點來處理。

貼的場所……頸的運動痛部分。

頸與肩交叉部分稍下方處。

腦中風的有效貼法

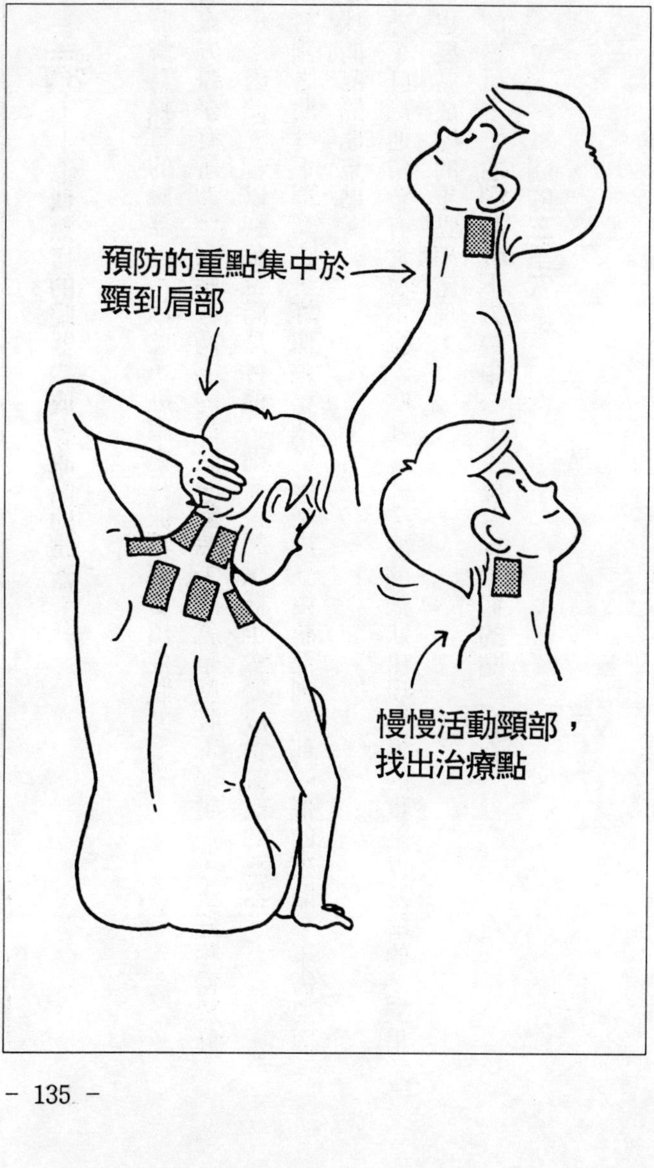
預防的重點集中於
頸到肩部
慢慢活動頸部，
找出治療點

肝病——使無言的臟器變成會說話的臟器

「肝臟爲無言的臟器」。因此，肝臟本身並不容易出症狀。

而東方醫學有所謂「胸脇苦滿」的症狀。胸脇苦滿就是胸骨下部壓痛，正好相當於肝臟的部位。因此，若以胸脇苦滿爲目標，則無言的臟器也會變成會說話的臟器。

以右側之肋骨下部爲主，好像繞整個軀幹半周（由腹部到背部）似的來貼。不需要固定，要採間隔隔開來貼。

此外，肝病通常會有食慾不振、嘔吐、疲勞感的症狀出現。胃的重點以及腳的「三里穴」，也要當成貼的重點來處理。

貼的場所……右側肋骨下方為中心、繞軀幹半周似的貼。
腳的三里穴。

肝病的有效貼法

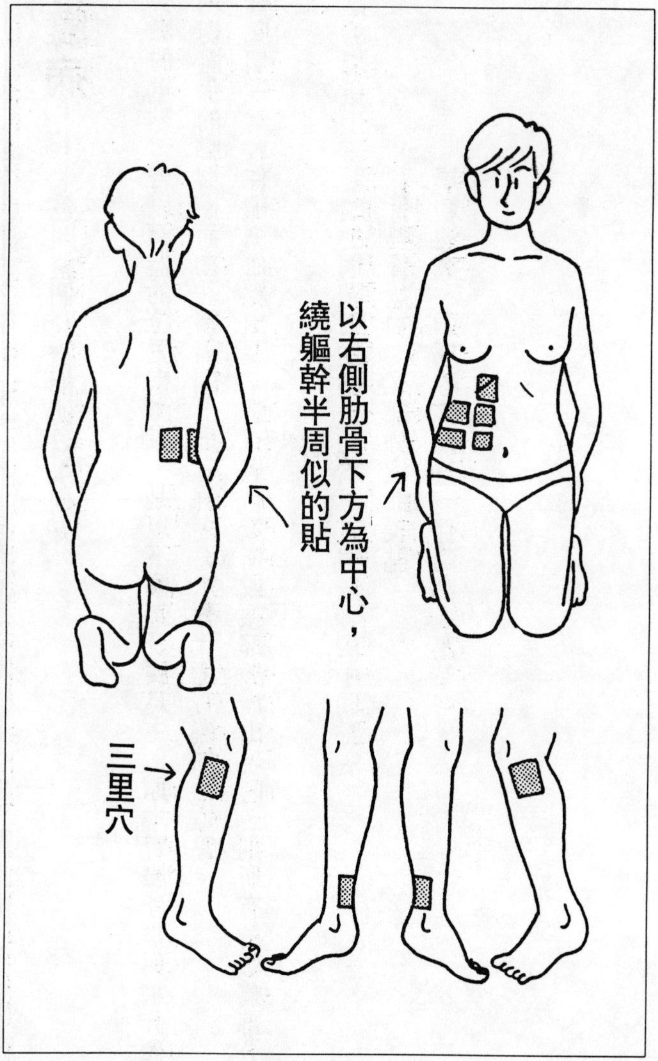

腎臟病——包圍整個肚臍能使效果提昇

腎臟的重點，若以臟器的位置來考量，是以下腹部及腰爲主。原本腎臟就是與水分代謝有密切關係的臟器。而在肚臍周圍，則有許多與水分代謝有關的治療點。

腎臟病經常會伴隨高血壓出現。當有肩膀酸痛或頸部酸痛出現時，則所有的酸痛部分都要貼。

貼的場所……肚臍的周圍四點貼（肚臍下方與恥骨的中間點）。

背骨與骨盆的交叉部分採縱長貼。

肩膀酸痛、頸部酸痛部分（伴隨高血壓時）。

腎臟病的有效貼法

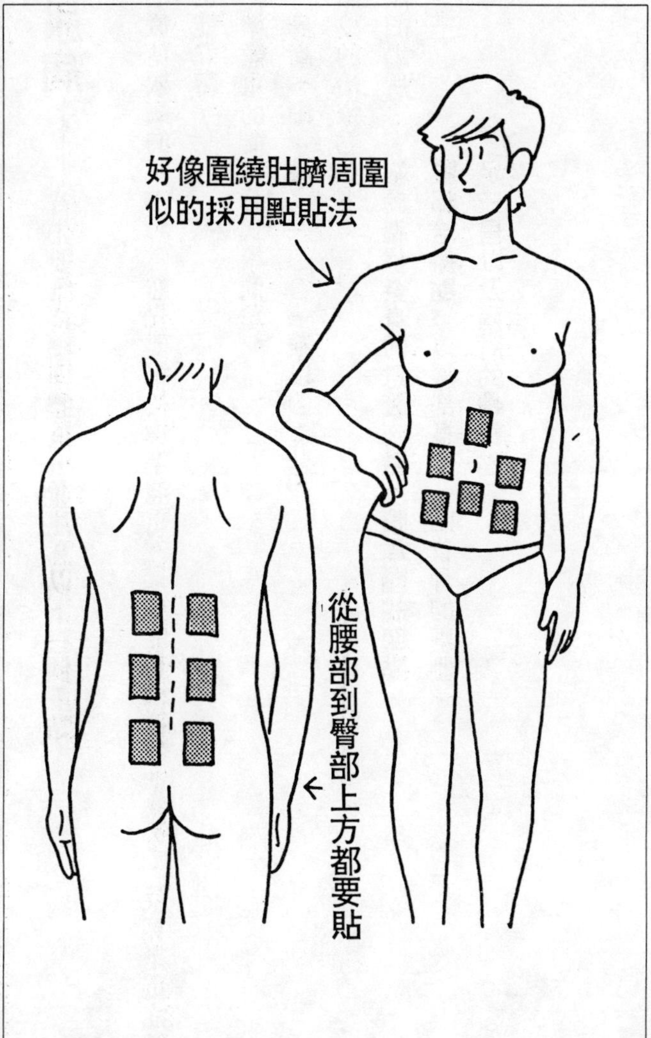
好像圍繞肚臍周圍
似的採用點貼法
從腰部到臀部上方都要貼

糖尿病——首先要維持標準體重，並注意以下三個重點

治療糖尿病的基本，當然先要維持標準體重。只要能夠維持標準體重，就算是重症糖尿病也能好轉。

標準體重的計算公式很簡單。

〔身高（cm）減去一〇〇〕乘以〇・九kg

貼藥的治療點如下。

貼的場所……基於調整全身的意義，貼肚臍周圍的四點。

腰部治療點（以腰部爲主，貼背骨的兩側）。

足三里以及兩肘的轉折點。

糖尿病的有效貼法

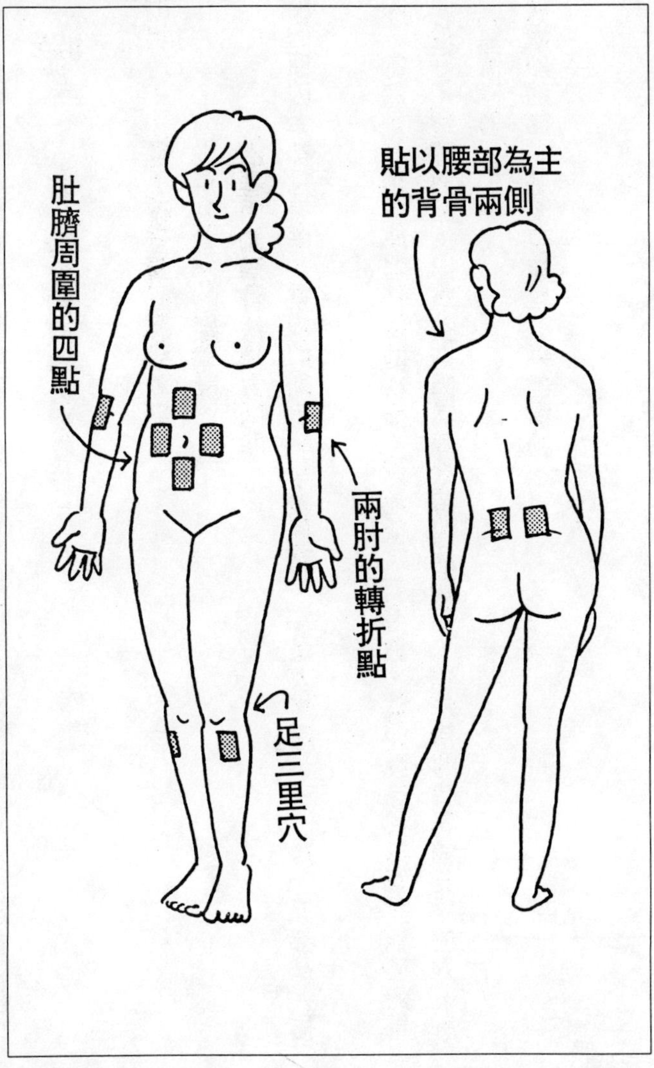

氣喘——首先掃除治療的必要條件

貼的場所……顎下感覺頸動脈跳動點。
從肩到背部的壓痛點。
沿著兩側鎖骨採橫方向貼。

氣喘的原因大都是家蟎，家蟎的對策一是大掃除，二是大掃除，三、四、五都是大掃除。

掃除，當然是利用吸塵器仔細的清掃。像地毯、羽毛被、破沙發等都要罩上棉製的罩子，枕頭最好用塑膠製品。而寢室則因爲睡眠時間的關係，也是待的時間較長的地方，所以需要空氣清淨器。

症狀激烈的話，甚至要遠離心愛的寵物。

氣喘的有效貼法

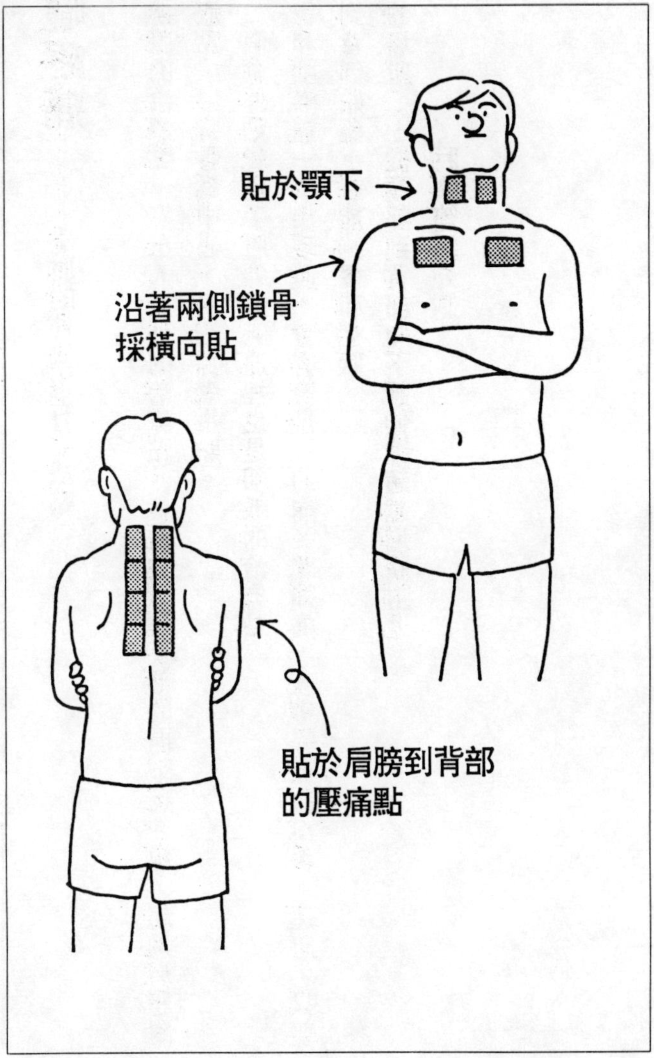
貼於顎下
沿著兩側鎖骨
採橫向貼
貼於肩膀到背部
的壓痛點

喉嚨疼痛——手肘的外側也有治療點

扁桃腺的治療點，有出人意外的治療點。就是從頸到背部的向下延伸線，超過肩膀附近為治療點，以背骨為中心，兩側採縱長貼。

第二個意外點就是手肘外側。這裡也是咽喉的治療點。

感冒和咽喉痛一併出現時，會有發燒、頭痛、關節痛，咳嗽等症狀出現。這時，只要從頸部到背部貼藥，就能夠緩和症狀。

貼的場所……從頸部到背部向下延伸線超越肩膀附近。

肘關節的外側。

喉痛的有效貼法

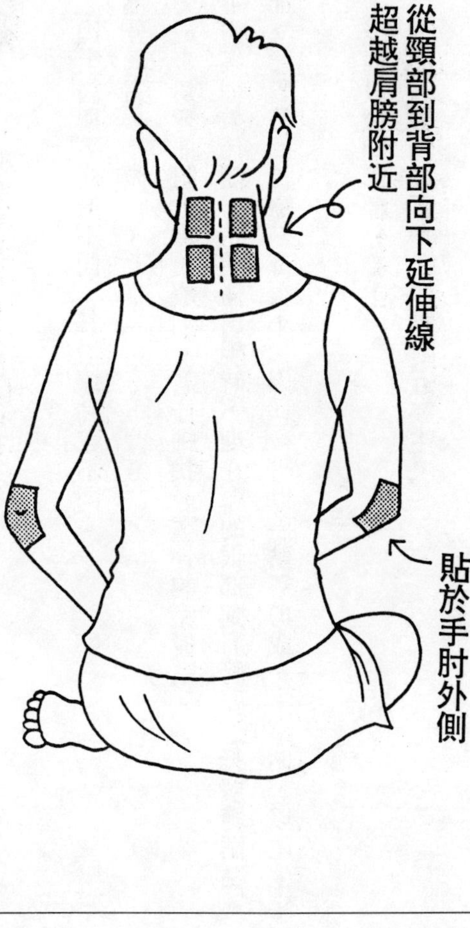
從頸部到背部向下延伸線
超越肩膀附近
貼於手肘外側

牙齒的疼痛——貼藥剪成小塊產生集中效果

牙齒的疼痛，因上齒與下齒的不同，其治療點也不同。

上齒　以顎關節部分爲主。

下齒　首先以顎骨成直角彎曲附近爲治療點。請仔細找尋顎骨的壓痛點。

不管上齒或下齒，如果伴隨肩膀酸痛出現時，則在頸的根部到肩膀要進行廣範圍貼。另外，顎關節、顎骨等的治療點都很小，因此，可以將貼藥剪成一半來貼，以產生集中的效果。

貼的場所……上齒以顎關節部分為主。

下齒以顎骨成直角彎曲點附近為主。

牙痛的有效貼法

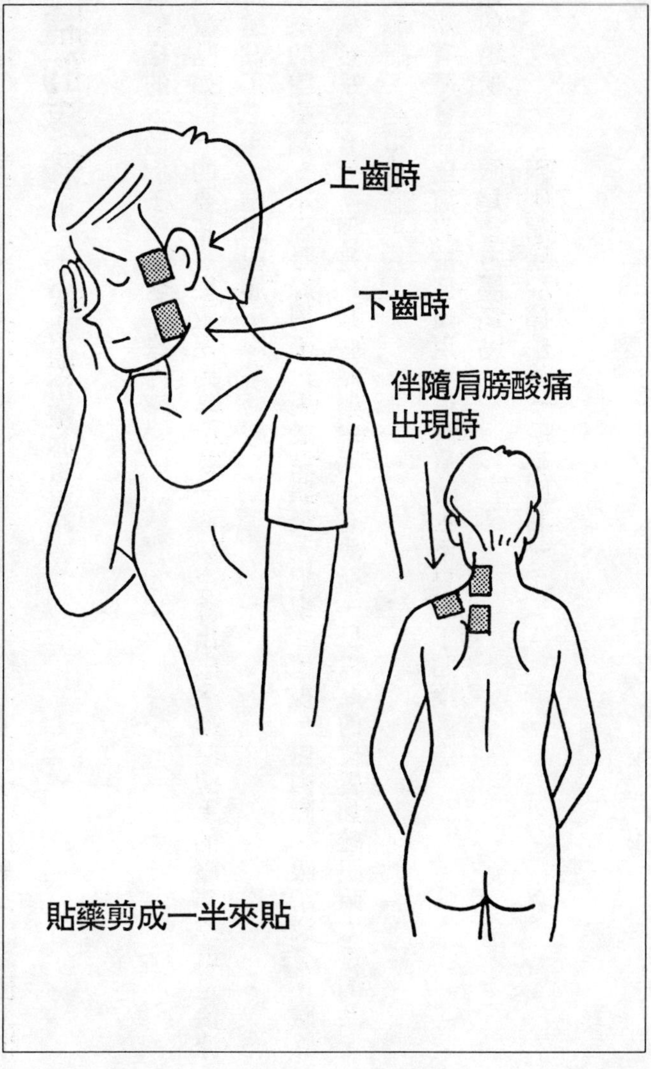
上齒時
下齒時
伴隨肩膀酸痛
出現時
貼藥剪成一半來貼

眼睛的疼痛——眼病的治療必須要注意

有這樣的一個例子。病名是綠內障。

治療點如以下的要領，從眼尾到耳朵拉一條架空線出來，架空線上的壓痛點就是治療點。持續貼了二年，結果眼壓下降了。

眼尾的治療點，不僅是綠內障，對於結膜炎、近視、遠視、白內障、眼睛疲勞、瞼腺炎等眼病幾乎都有效。但是，某些貼藥中因含有薄荷，所以貼的位置如離眼睛太近的話，會產生刺痛，必須注意。

眼病有時會伴隨肩膀酸痛出現，這時肩膀也不要忘了貼藥。

貼的場所……眼尾後方壓痛點。

兩側肩膀酸痛部分（廣範圍貼）。

眼痛的有效貼法

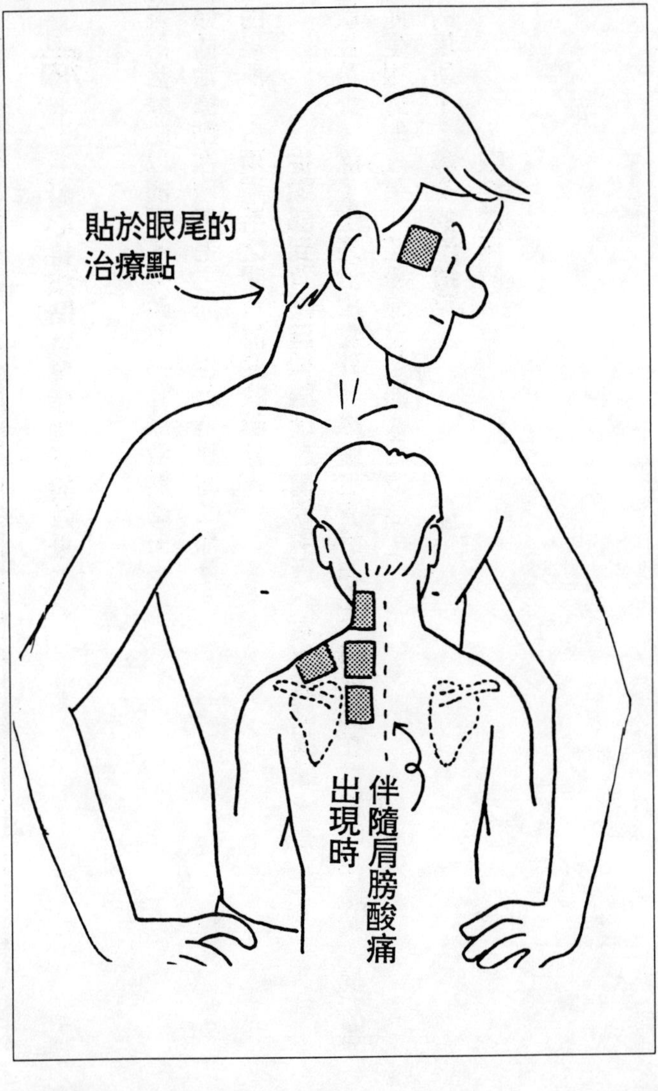

鼻病——耐心持續貼就會產生好的效果

鼻炎的治療點以額頭、後頸部到背部兩點爲主。額頭的治療點在兩眉毛之間，也就是眉間的部分。

貼的場所……兩眉毛之間、眉間的部分。

從頸部到背部延伸線超越肩膀附近（兩側廣範圍貼）。

過敏性鼻炎，除了上述治療點外，喉嚨也有治療點。因此要在喉結的兩側貼。長期間貼，會產生很好的效果。花粉症也是同樣的情形。

貼的場所……鼻炎的治療點。

喉結的兩側。

鼻病的有效貼法

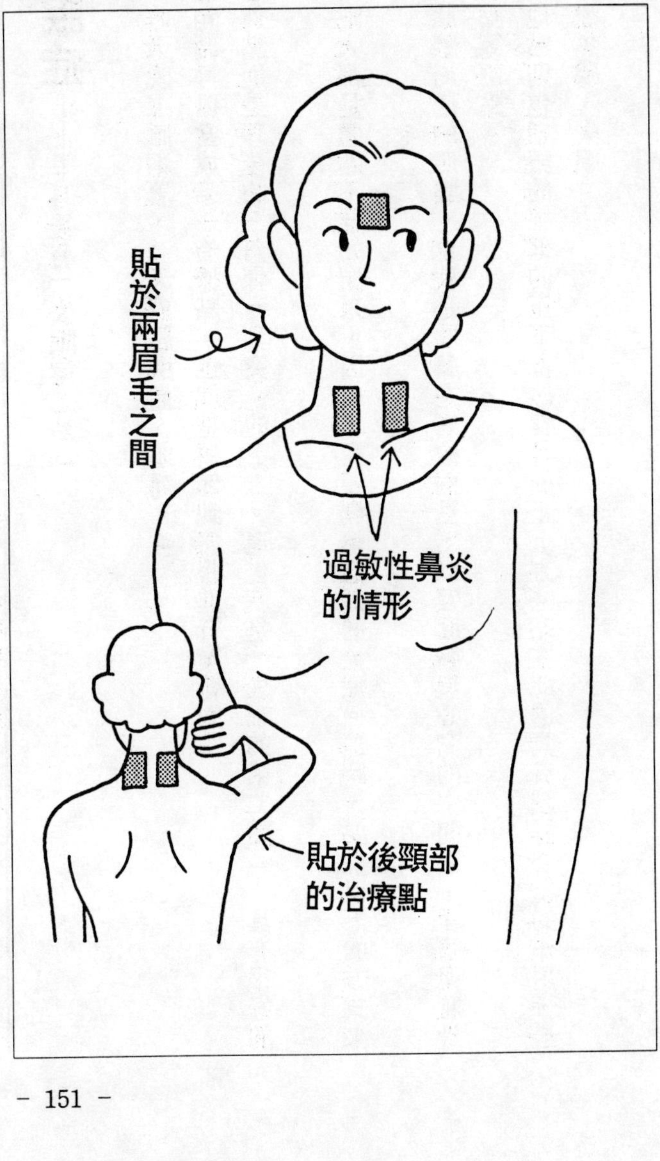
貼於兩眉毛之間
過敏性鼻炎
的情形
貼於後頸部
的治療點

失眠症——耳後有「失眠第二點」

「昨天晚上睡不著，今天肩膀酸痛、頭痛。」

這句話可以當成第一治療點。也就是頸部到肩膀進行廣範圍貼。

意外點則是耳後的三角骨（乳突）的下方。這也就是「失眠的第二點」，具有很好的效果。

失眠大都是體調不佳的結果，因此，需要調整體調的治療。這時，要採以下的方式來治療。

貼肚臍周圍的四點。也就是肚臍左右的兩點，以及肚臍與心窩的中間點～肚臍與恥骨的中間點等兩點。

其他點則包括頸的根部的正下方、背骨的正上方。貼在此處具有鎮靜心氣的作用，最適合治療焦躁、失眠。

失眠症的有效貼法

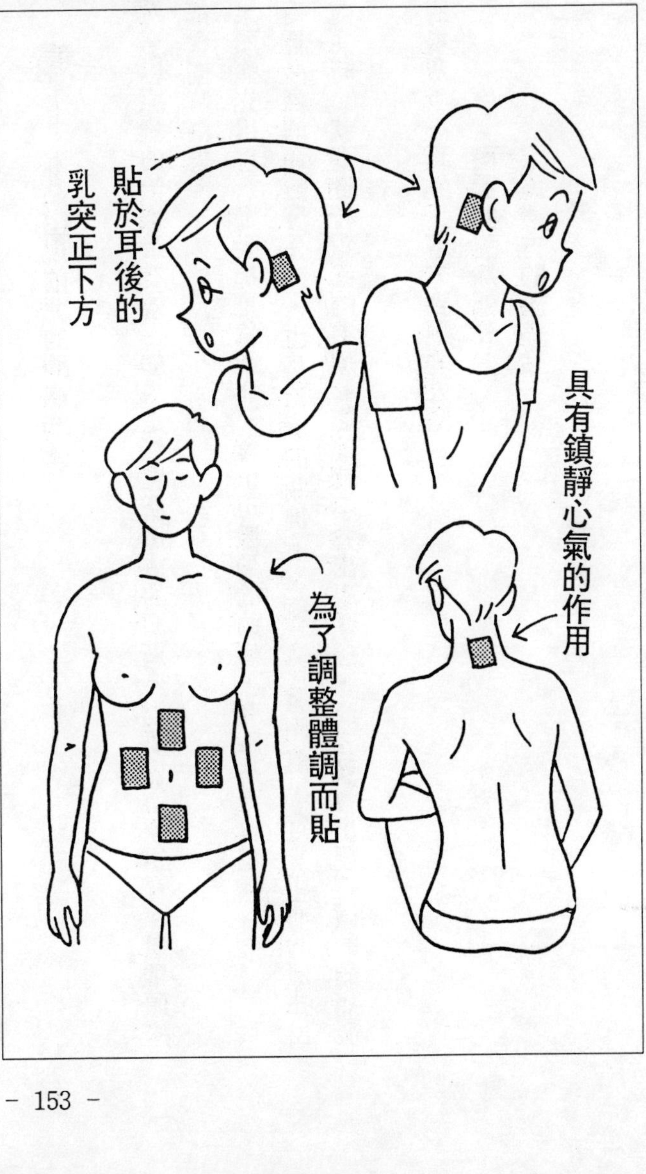

頭痛——貼出現前兆的酸痛部分

當然，以原病的治療最有效。如果是感冒所造成的頭痛。則要先治療感冒。通常頭痛與原病都會同時消失。

如果頭痛先出現，則大都是偏頭痛。會出現激烈的頭痛，有時甚至會嘔吐。

當這種激烈的頭痛發作時，也是治療的關鍵。也就是在發作前，會有頭痛的前兆出現。有前兆時，就要進行正確的治療。如此就不會出現頭痛，或者僅會出現輕微的頭痛發作而已。

貼的場所……耳的正下方到頸的外側。
兩肩的酸痛部分。
眼尾後方的壓痛點。

頭痛的有效貼法

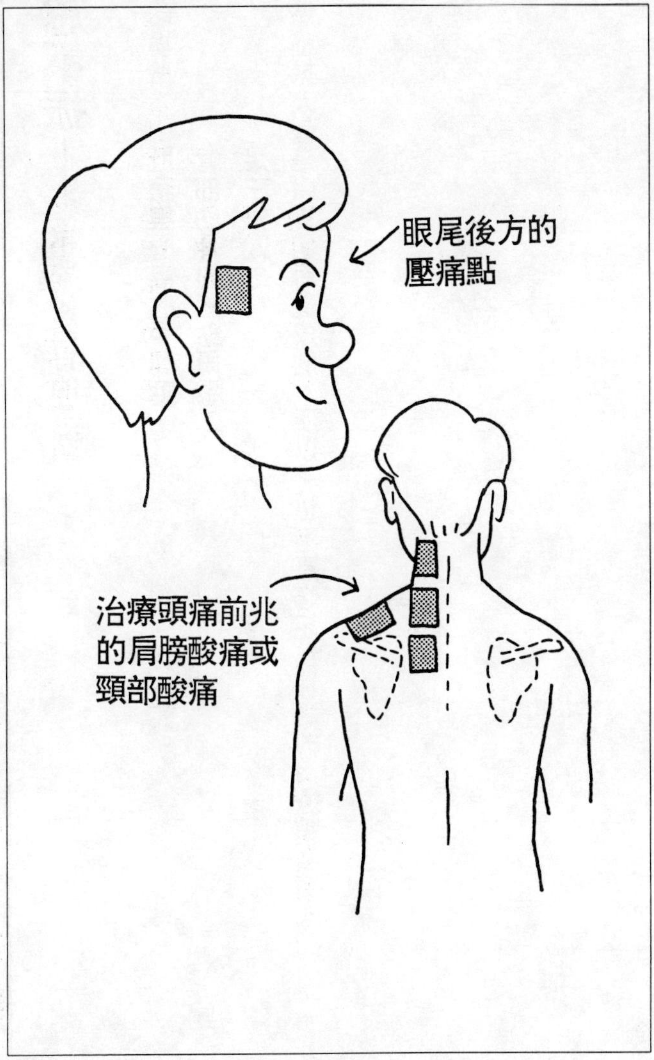
眼尾後方的
壓痛點
治療頭痛前兆
的肩膀酸痛或
頸部酸痛

食慾不振——不要忘記胃的重點

貼的場所……肚臍與心窩的中間點。
背部肋骨的終點周圍。
足三里穴。

食慾不振大都是因胃病而造成的。所以，也不要忘記在胃病的治療點貼藥。

食慾不振的有效貼法

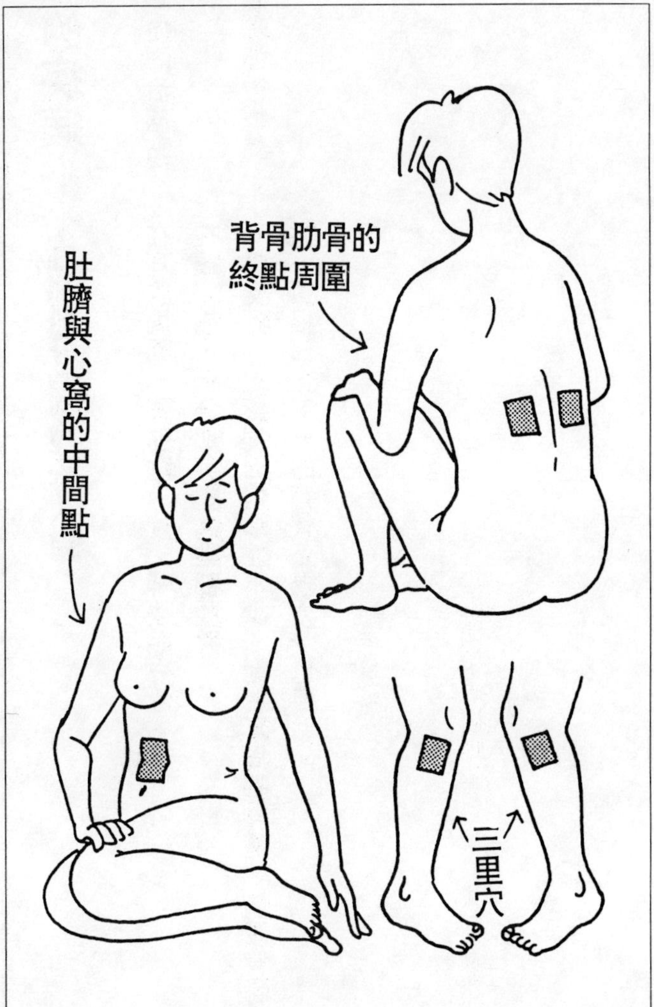

耳的疾病——耳痛與耳鳴的治療點不同

耳痛的治療點……**在耳的周圍。耳前貼一片、耳後貼一片。在頸、肩、上背部有壓痛點都要貼。**

耳鳴的治療點……耳鳴受到心理影響的情形並不少。**對於耳周圍和頸、肩及背骨正上方**（頸根部正下方的背骨正上方）也要貼。

耳病的有效貼法

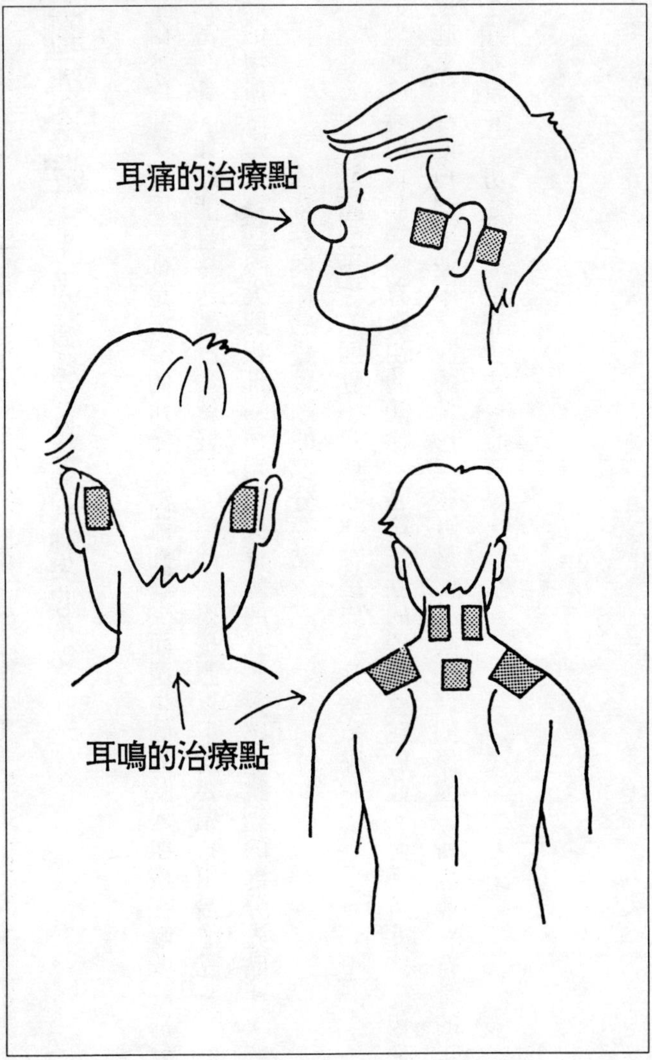

手腳冰冷症——使溫暖的血液流到腳尖的重點

手腳冰冷症，原因大都是溫暖的血液無法流到腳尖而產生的症狀。血液在軀幹的部分溫度相當的高，如果能直接送到腳尖就好了。因此，要按照以下的要領找出治療點。

貼的場所……**鼠蹊部**（大腿根部），用指尖仔細的找，會感覺跳動的部分先貼。

腳背，同樣感覺跳動的部分要貼。

肚臍上下左右四點（參照自律神經失調症治療點）。

手腳冰冷症與自律神經有密切的關係。貼第三點的理由就在於此。而手腳冰冷症包括別人摸起來冰冷或摸起來並不冰冷的情形。後者是屬於心理性的原因，所以要在背骨的正上方（頸根部正下方之背骨的正上方）也要貼。

手腳冰冷症的有效貼法

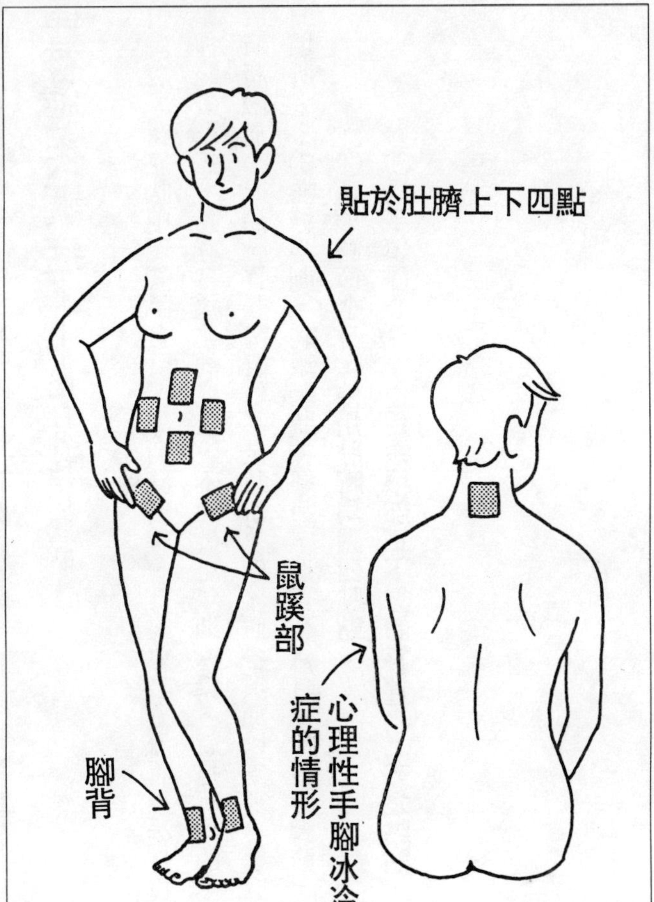
貼於肚臍上下四點
鼠蹊部
心理性手腳冰冷症的情形
腳背

自律神經失調症——配合各種症狀貼

害怕疾病，在症狀中迷失了自己，等到發現時，已經愈陷愈深而無法自拔了，這就是所謂自律神經失調症。具有多樣化的症狀，不亞於更年期障礙。就是所謂的不定愁訴。

關於肩膀酸痛、頭痛、胃腸障礙等不定愁訴，請參照各項加以處理。

貼的場所……①**喉結兩側**。刺激星狀神經節，進行全盤自律神經的調節。

②爲了調節全身，**使用肚臍周圍四點貼**。

③爲了鎮靜心氣，**使用頸根部正下方的背骨正上方之點貼**。

自律神經失調症的有效貼法

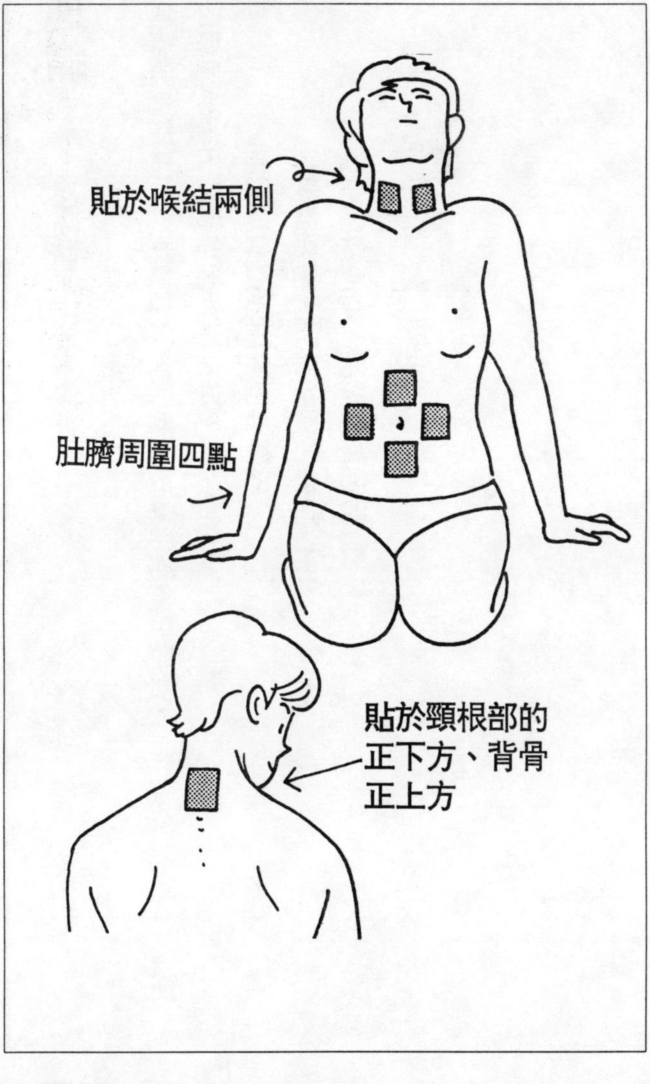

生理痛——壓痛點集中於下腹部

生理痛的壓痛點以下腹部較多，因此，治療點亦集中於此。

貼的場所……下腹部的恥骨正上方。

相當於下腹部正內側的腰部。

兩下肢內側，距離足踝四橫指上方。

為了調整全身，貼肚臍周圍四點。

生理痛的有效貼法

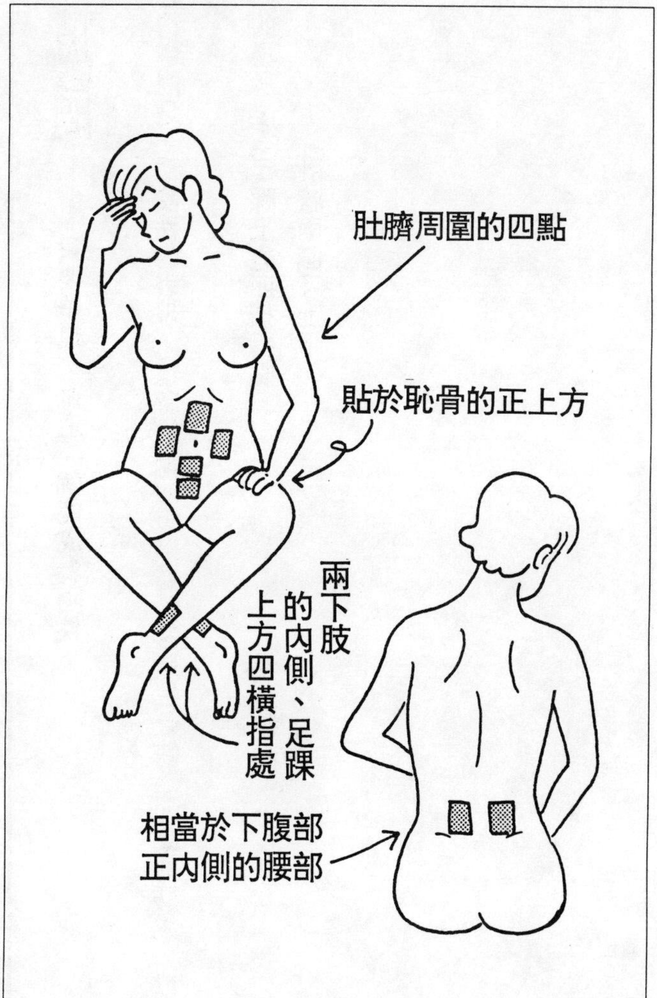
肚臍周圍的四點
貼於恥骨的正上方
兩下肢的內側、足踝上方四橫指處
相當於下腹部正內側的腰部

心情鬱悶——只要擊退「血道」就能成為陽性

心情鬱悶是一種陰性的表現。這時治療的重點爲針對陰性且缺乏元氣的肝經，以及擊退血道。

貼的場所……足踝上方四橫指點。

肚臍兩側及上下。

心情鬱悶的有效貼法

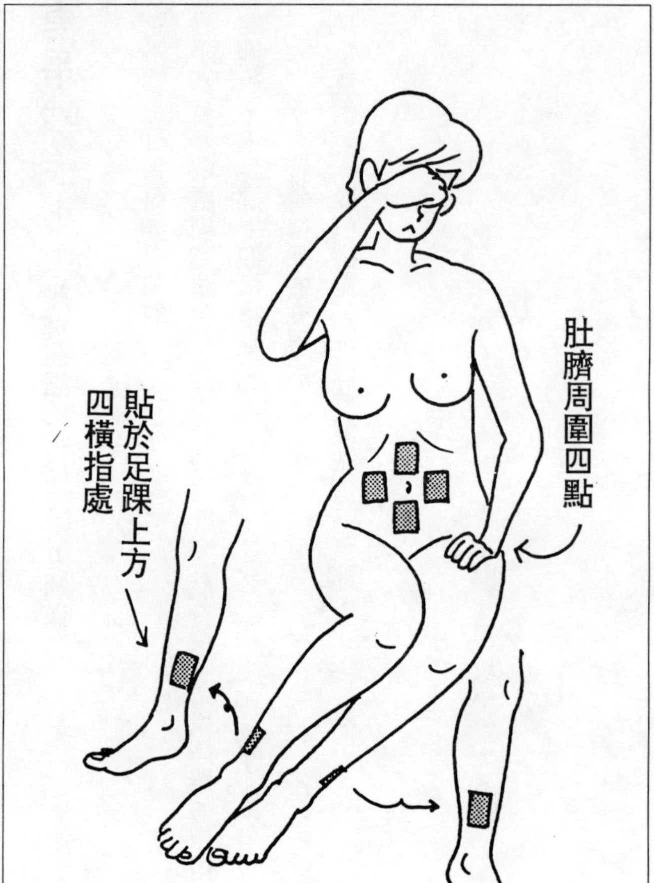

夫妻爭吵後——壓抑高漲的情緒使夫妻圓滿

夫妻爭吵是百害而無一利的。

夫妻爭吵最好的處理方法就是利用肝經。肝經具有抑制情緒高漲的作用。

貼的場所……**足踝上四橫指點。**

背骨與頸的交界處。

如果爭執較多，疑似瘀血，可以持續貼兩下腹部。

夫妻爭吵後的有效貼法

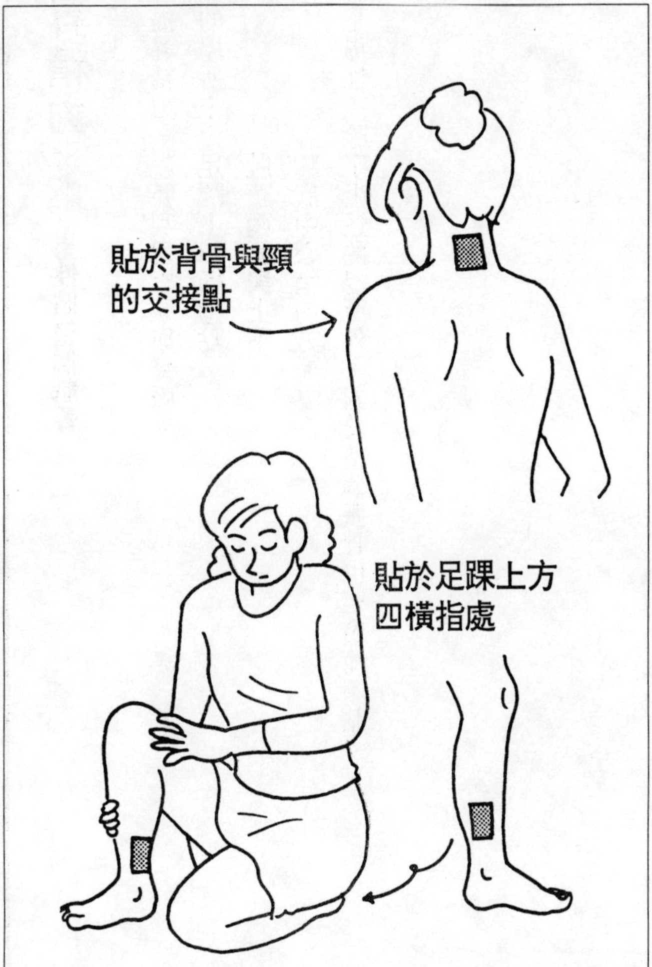

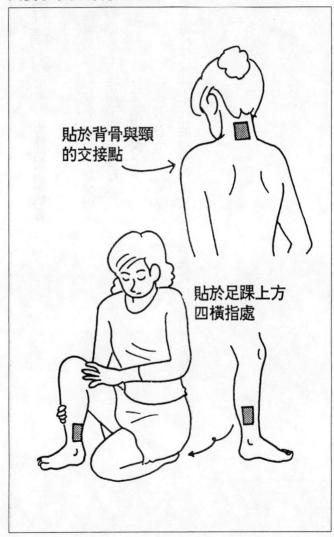

提昇精力——男性貼整個骶骨

要提昇精力，就要利用腎經與督脈。

貼的場所……足踝上四橫指點。

肚臍兩側與上下。

腳底中心稍前方。

若是男性，除了上述的場所外，對於整個骶骨也要廣範圍貼。

提昇精力的有效貼法

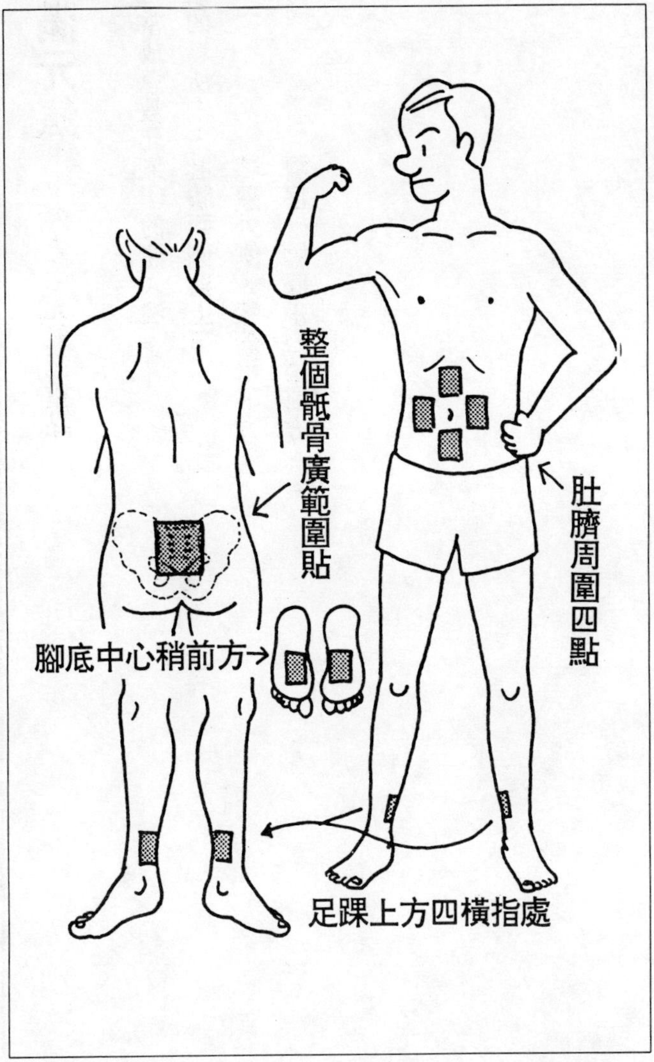
整個骶骨廣範圍貼
肚臍周圍四點
腳底中心稍前方→
足踝上方四橫指處

充滿元氣——產生元氣三重點

可當成急救元氣印的注入法。

貼的場所……肚臍兩側與上下。

膝蓋外側、膝蓋稍下方。

腳底（腳底中心稍前方）。

充滿元氣的有效貼法

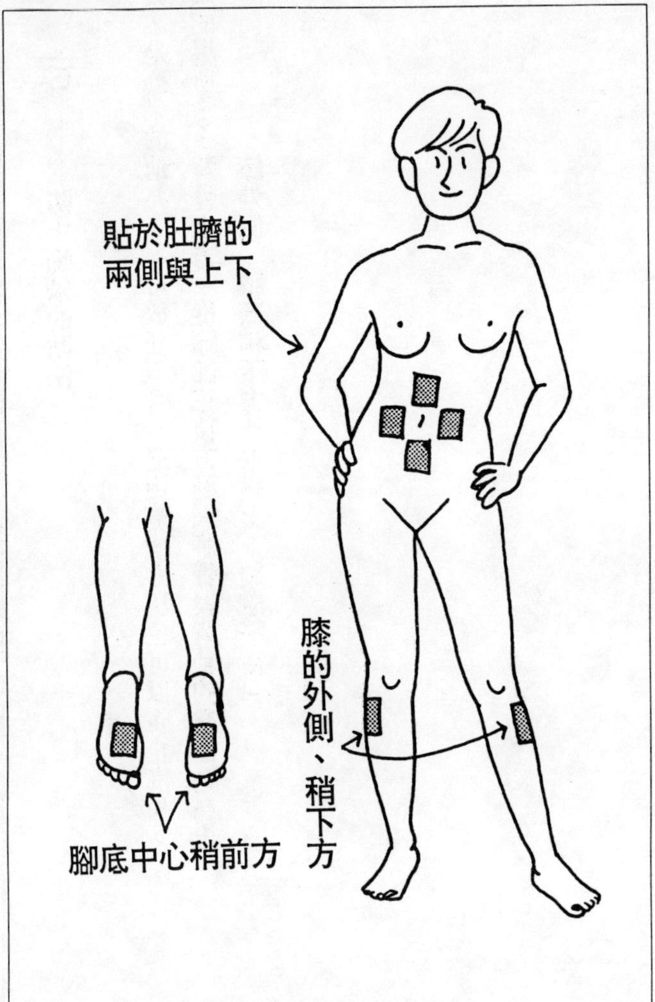
貼於肚臍的
兩側與上下
膝的外側、稍下方
腳底中心稍前方

健忘——防止痴呆的貼法

健忘是痴呆的前兆，不可放任不管。運用這個方法也可以防止痴呆。

貼的場所……背骨上方，從頸部正後方到肩胛骨與背骨的交接點為止。

膝外側、膝蓋稍下方（取得上下刺激平衡）。

健忘的有效貼法

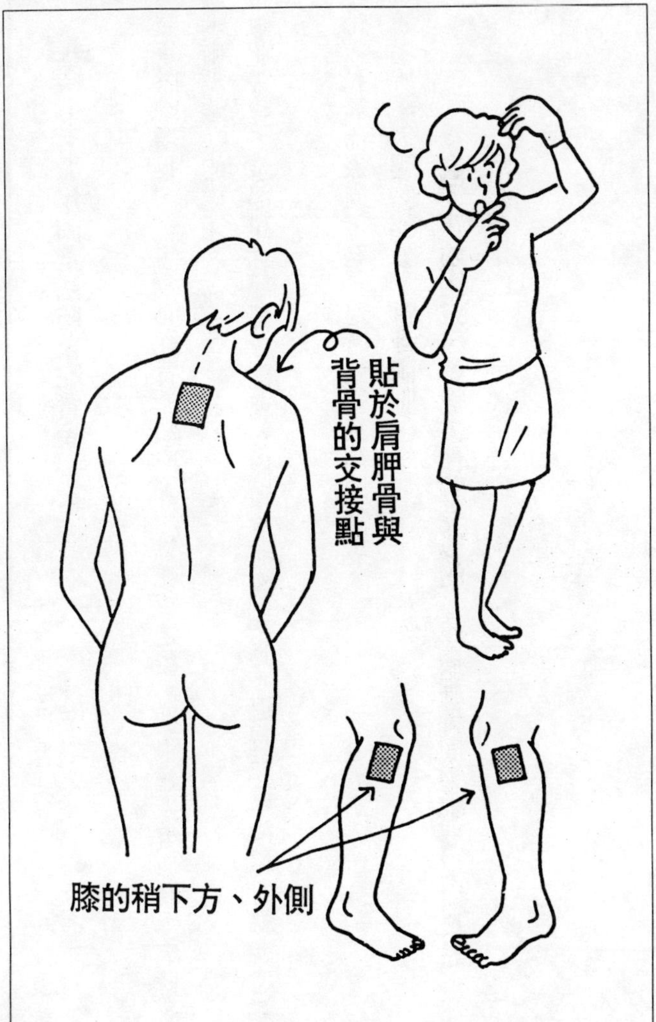

駝背——用固定法防止駝背

隨著年齡的增長，一定會有駝背的傾向，一旦駝背之後，則很難恢復原狀。因此，必須要「未雨綢繆」的處置。

開始駝背時，腰部和背部都會出現酸痛和疼痛的症狀，這時加以治療，就能遠離駝背。

但是，光靠治療尚不夠，這時就要利用固定法。

貼的場所……**腰的部分，背骨兩側。**

為了預防固定，好像夾住背骨似的，連肩胛骨周圍都要採縱長貼（如果只是固定的話，可使用普通絆創膏）。

駝背的有效貼法

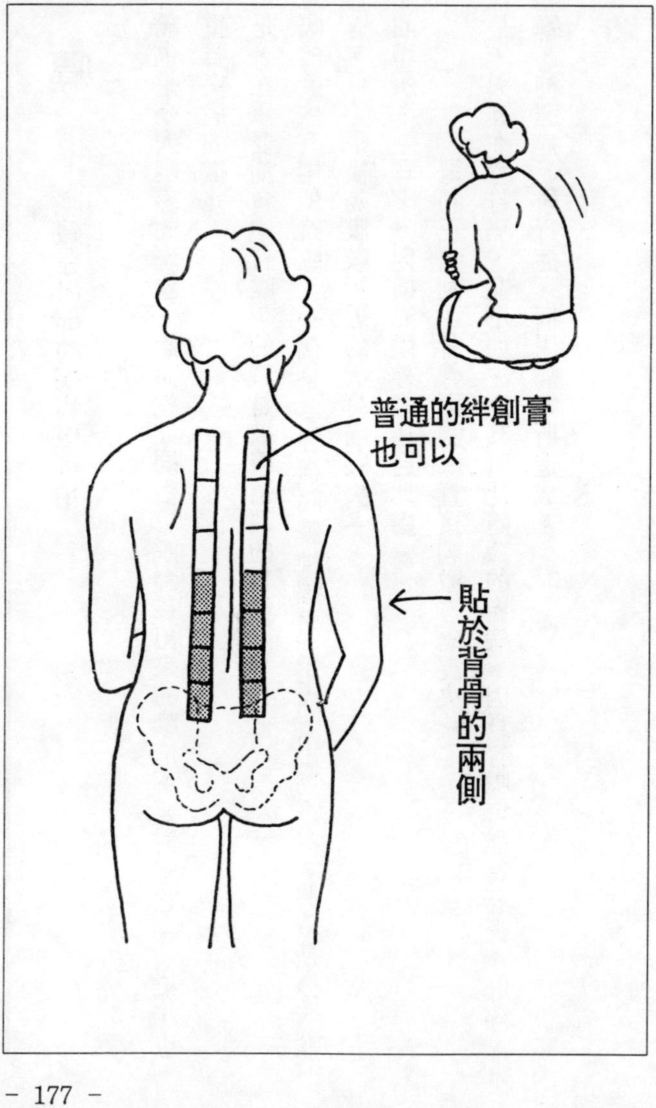

打嗝——隱藏在內部的疾病更可怕

打嗝也是令人困惑的現象。然而就如同俗諺說「長出來的膿疱不要討厭它」一樣，也許就是重要疾病的徵兆。

但是，在重要約會中打嗝，的確是破壞情調的事情。

打嗝的發生有兩種路線，一個是掌握橫隔膜神經之腦中的中樞，另一個就是鼻、喉嚨、食道、胃等距橫隔膜較接近的「打嗝震央」。

貼的場所……耳下（因橫隔膜神經通過此處）。

胃的正內側、背骨兩側（直接刺激打嗝震央）。

但是，與其在意打嗝，還不如注意其可能隱藏的疾病。因爲打嗝可能是肝炎、肝癌、肛門痙攣、神經症、尿毒症、糖尿病等所造成。

打嗝的有效貼法

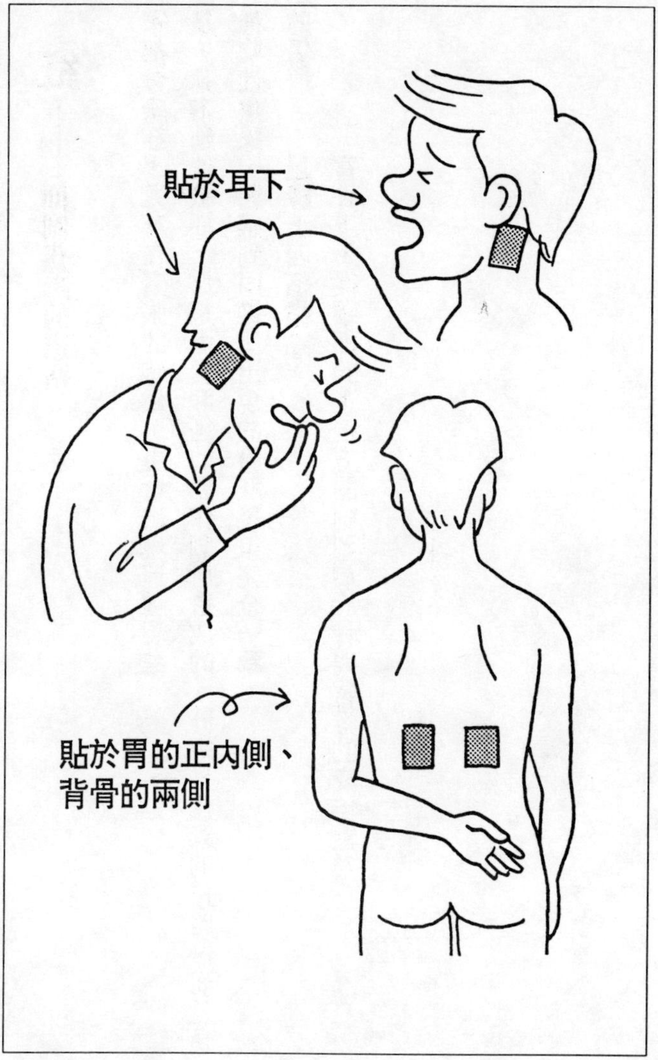

臉紅——抑制焦躁的道路

大家都會臉紅，尤其在緊張的時候，更會出現這種現象。但是，動不動就臉紅，那是由於肝經的惡作劇所造成的。肝經是焦躁的道路，而且是屬於一種陰性焦躁，與感到困擾所出現的臉紅現象完全一致。

貼的場所……足踝上四横指點。

背骨上，從頸部的正後方開始到肩胛骨與背骨的交接點為止。

不臉紅的貼法

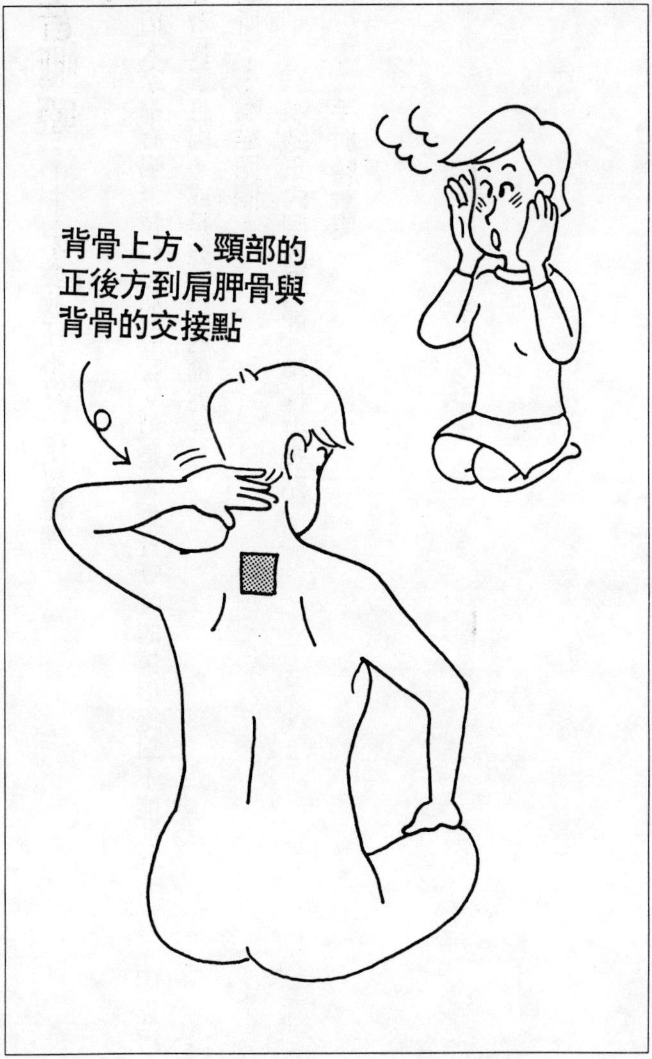
背骨上方、頸部的
正後方到肩胛骨與
背骨的交接點

聲音嘶啞——不要放任不管一定要處理

相信大家都有唱卡拉ＯＫ的經驗。但是，聲音嘶啞的情形絶對不能放任不管，因爲可能是聲帶長了息肉，或是聲帶癌的前兆。

貼的場所……喉結兩側。

喉結正內側的頸部。稍採縱長貼。

手肘轉折處。

聲音嘶啞的有效貼法

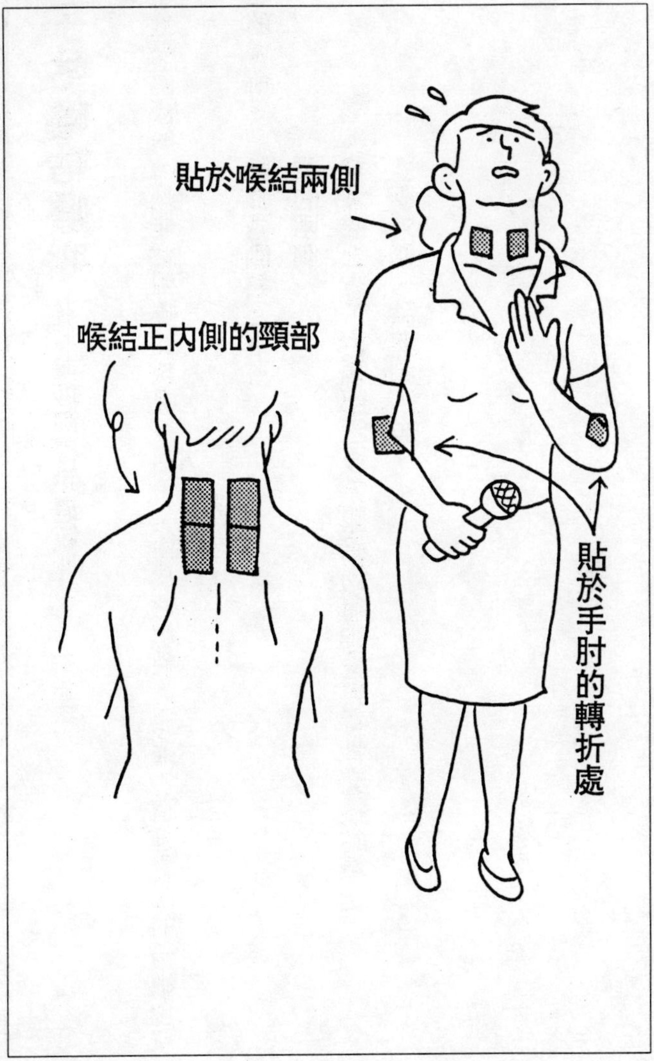
貼於喉結兩側
喉結正內側的頸部
貼於手肘的轉折處

肚子咕嚕咕嚕叫——抑制胃腸過敏性

和打嗝同樣的，是非常困擾的現象。通常是由於過敏性大腸症，這種胃腸的過敏性所發生的。

貼的場所……肚臍兩側與上下。
腰的兩側。
背骨的上方，由頸部正後方開始到肩胛骨與背骨交接點為止。
膝蓋外側、膝蓋稍下方。

肚子不會咕嚕咕嚕叫的貼法

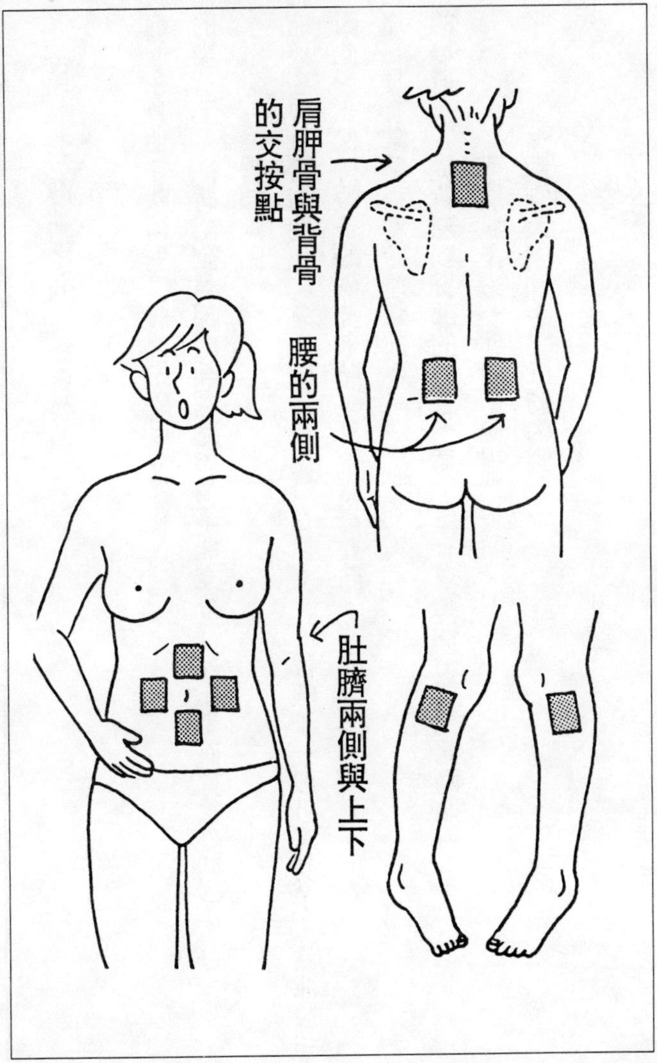

腰痛——以蝦子的姿勢重疊貼

急性腰痛 在急性症狀消失以前首先要保持靜養。

貼的場所……從背部到臀部廣範圍貼（爲了能充分發揮作用而採重疊貼）。

臀部兩側。

腰痛與姿勢有密切關係。急性腰痛要側躺在床上，好像蝦子一般弓著身子，就能緩和疼痛。因此，要保持蝦子的姿勢來貼，且兩側都要貼。

慢性腰痛 具有某種程度的運動性。

貼的場所……從背部到臀部的範圍（爲了擁有運動性，要採間隔貼）。

兩腹肌上方（肚臍兩側採縱長貼）。

兩側大腿和小腿肚的內側。

急性腰痛的有效貼法

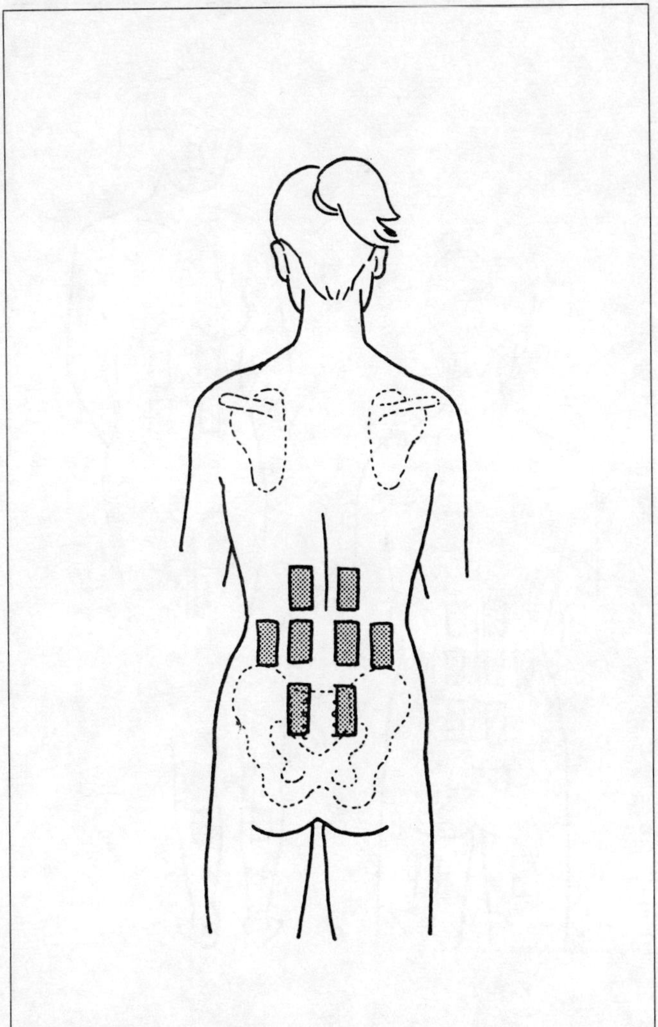

慢性腰痛的有效貼法

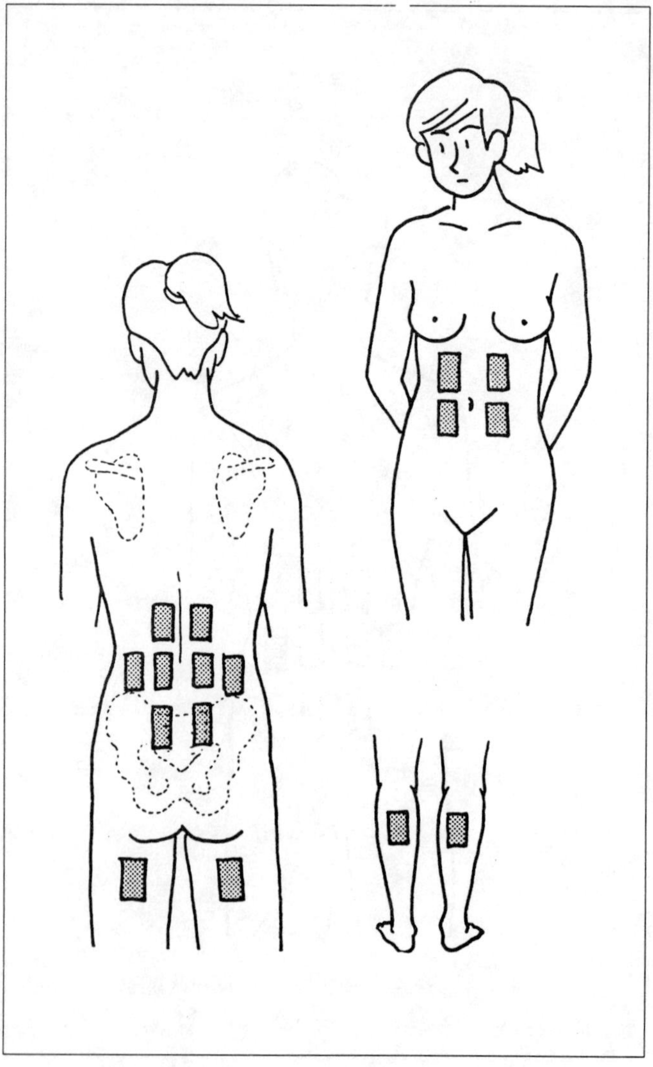

大展出版社有限公司	圖書目錄
地址：台北市北投區11204 致遠一路二段12巷1號 郵撥： 0166955～1	電話：(02) 8236031 8236033 傳眞：(02) 8272069

• 法律專欄連載 • 電腦編號 58

台大法學院 法律學系／策劃 法律服務社／編著

①別讓您的權利睡著了[1]	200元
②別讓您的權利睡著了[2]	200元

• 秘傳占卜系列 • 電腦編號 14

①手相術	淺野八郎著	150元
②人相術	淺野八郎著	150元
③西洋占星術	淺野八郎著	150元
④中國神奇占卜	淺野八郎著	150元
⑤夢判斷	淺野八郎著	150元
⑥前世、來世占卜	淺野八郎著	150元
⑦法國式血型學	淺野八郎著	150元
⑧靈感、符咒學	淺野八郎著	150元
⑨紙牌占卜學	淺野八郎著	150元
⑩ＥＳＰ超能力占卜	淺野八郎著	150元
⑪猶太數的秘術	淺野八郎著	150元
⑫新心理測驗	淺野八郎著	160元

• 趣味心理講座 • 電腦編號 15

①性格測驗１	探索男與女	淺野八郎著	140元
②性格測驗２	透視人心奧秘	淺野八郎著	140元
③性格測驗３	發現陌生的自己	淺野八郎著	140元
④性格測驗４	發現你的真面目	淺野八郎著	140元
⑤性格測驗５	讓你們吃驚	淺野八郎著	140元
⑥性格測驗６	洞穿心理盲點	淺野八郎著	140元
⑦性格測驗７	探索對方心理	淺野八郎著	140元
⑧性格測驗８	由吃認識自己	淺野八郎著	140元
⑨性格測驗９	戀愛知多少	淺野八郎著	140元

⑩性格測驗10　由裝扮瞭解人心	淺野八郎著	140元
⑪性格測驗11　敲開內心玄機	淺野八郎著	140元
⑫性格測驗12　透視你的未來	淺野八郎著	140元
⑬血型與你的一生	淺野八郎著	160元
⑭趣味推理遊戲	淺野八郎著	160元
⑮行爲語言解析	淺野八郎著	160元

・婦 幼 天 地・電腦編號 16

①八萬人減肥成果	黃靜香譯	180元
②三分鐘減肥體操	楊鴻儒譯	150元
③窈窕淑女美髮秘訣	柯素娥譯	130元
④使妳更迷人	成　玉譯	130元
⑤女性的更年期	官舒妍編譯	160元
⑥胎內育兒法	李玉瓊編譯	150元
⑦早產兒袋鼠式護理	唐岱蘭譯	200元
⑧初次懷孕與生產	婦幼天地編譯組	180元
⑨初次育兒12個月	婦幼天地編譯組	180元
⑩斷乳食與幼兒食	婦幼天地編譯組	180元
⑪培養幼兒能力與性向	婦幼天地編譯組	180元
⑫培養幼兒創造力的玩具與遊戲	婦幼天地編譯組	180元
⑬幼兒的症狀與疾病	婦幼天地編譯組	180元
⑭腿部苗條健美法	婦幼天地編譯組	150元
⑮女性腰痛別忽視	婦幼天地編譯組	150元
⑯舒展身心體操術	李玉瓊編譯	130元
⑰三分鐘臉部體操	趙薇妮著	160元
⑱生動的笑容表情術	趙薇妮著	160元
⑲心曠神怡減肥法	川津祐介著	130元
⑳內衣使妳更美麗	陳玄茹譯	130元
㉑瑜伽美姿美容	黃靜香編著	150元
㉒高雅女性裝扮學	陳珮玲譯	180元
㉓蠶糞肌膚美顏法	坂梨秀子著	160元
㉔認識妳的身體	李玉瓊譯	160元
㉕產後恢復苗條體態	居理安・芙萊喬著	200元
㉖正確護髮美容法	山崎伊久江著	180元
㉗安琪拉美姿養生學	安琪拉蘭斯博瑞著	180元
㉘女體性醫學剖析	增田豐著	220元
㉙懷孕與生產剖析	岡部綾子著	180元
㉚斷奶後的健康育兒	東城百合子著	220元
㉛引出孩子幹勁的責罵藝術	多湖輝著	170元
㉜培養孩子獨立的藝術	多湖輝著	170元

㉝子宮肌瘤與卵巢囊腫	陳秀琳編著	180元
㉞下半身減肥法	納他夏・史達賓著	180元
㉟女性自然美容法	吳雅菁編著	180元

・青 春 天 地・電腦編號 17

①A血型與星座	柯素娥編譯	120元
②B血型與星座	柯素娥編譯	120元
③O血型與星座	柯素娥編譯	120元
④AB血型與星座	柯素娥編譯	120元
⑤青春期性教室	呂貴嵐編譯	130元
⑥事半功倍讀書法	王毅希編譯	150元
⑦難解數學破題	宋釗宜編譯	130元
⑧速算解題技巧	宋釗宜編譯	130元
⑨小論文寫作秘訣	林顯茂編譯	120元
⑪中學生野外遊戲	熊谷康編著	120元
⑫恐怖極短篇	柯素娥編譯	130元
⑬恐怖夜話	小毛驢編譯	130元
⑭恐怖幽默短篇	小毛驢編譯	120元
⑮黑色幽默短篇	小毛驢編譯	120元
⑯靈異怪談	小毛驢編譯	130元
⑰錯覺遊戲	小毛驢編譯	130元
⑱整人遊戲	小毛驢編著	150元
⑲有趣的超常識	柯素娥編譯	130元
⑳哦！原來如此	林慶旺編譯	130元
㉑趣味競賽100種	劉名揚編譯	120元
㉒數學謎題入門	宋釗宜編譯	150元
㉓數學謎題解析	宋釗宜編譯	150元
㉔透視男女心理	林慶旺編譯	120元
㉕少女情懷的自白	李桂蘭編譯	120元
㉖由兄弟姊妹看命運	李玉瓊編譯	130元
㉗趣味的科學魔術	林慶旺編譯	150元
㉘趣味的心理實驗室	李燕玲編譯	150元
㉙愛與性心理測驗	小毛驢編譯	130元
㉚刑案推理解謎	小毛驢編譯	130元
㉛偵探常識推理	小毛驢編譯	130元
㉜偵探常識解謎	小毛驢編譯	130元
㉝偵探推理遊戲	小毛驢編譯	130元
㉞趣味的超魔術	廖玉山編著	150元
㉟趣味的珍奇發明	柯素娥編著	150元
㊱登山用具與技巧	陳瑞菊編著	150元

國家圖書館出版品預行編目資料

貼藥健康法/松原英多著；劉雪卿譯，
—— 初版，—— 臺北市，大展，民85
面；　　公分，——（健康天地；55）
譯自：貼り健康法
ISBN 957-557-636-5（平裝）

1. 藥物治療

418.6　　85009514

HARIGUSRI KENKÔ－HÔ by Eita Matsubara
Copyright（c）1992 by Eita Matsubara
Original Japanese edition published by Longsellers Co., Ltd.
Chinese translation rights arranged with Longsellers Co., Ltd.
through Japan Foreign－Rights Centre/Keio Cultural Enterprise Co., Ltd.

【版權所有，翻印必究】

貼藥健康法　ISBN 957-557-636-5

原著者/松原英多
編譯者/劉雪卿
發行人/蔡森明
出版者/大展出版社有限公司
社　址/台北市北投區（石牌）致遠一路2段12巷1號
電　話/（02）8236031·8236033
傳　真/（02）8272069
郵政劃撥/0166955-1
登記證/局版臺業字第2171號

承印者/國順圖書印刷公司
裝　訂/嶸興裝訂有限公司
排版者/弘益電腦排版有限公司
電　話/（02）5611592

初　版/1996年（民85年）9月

定　價/180元

●本書若有破損缺頁敬請寄回本社更換●

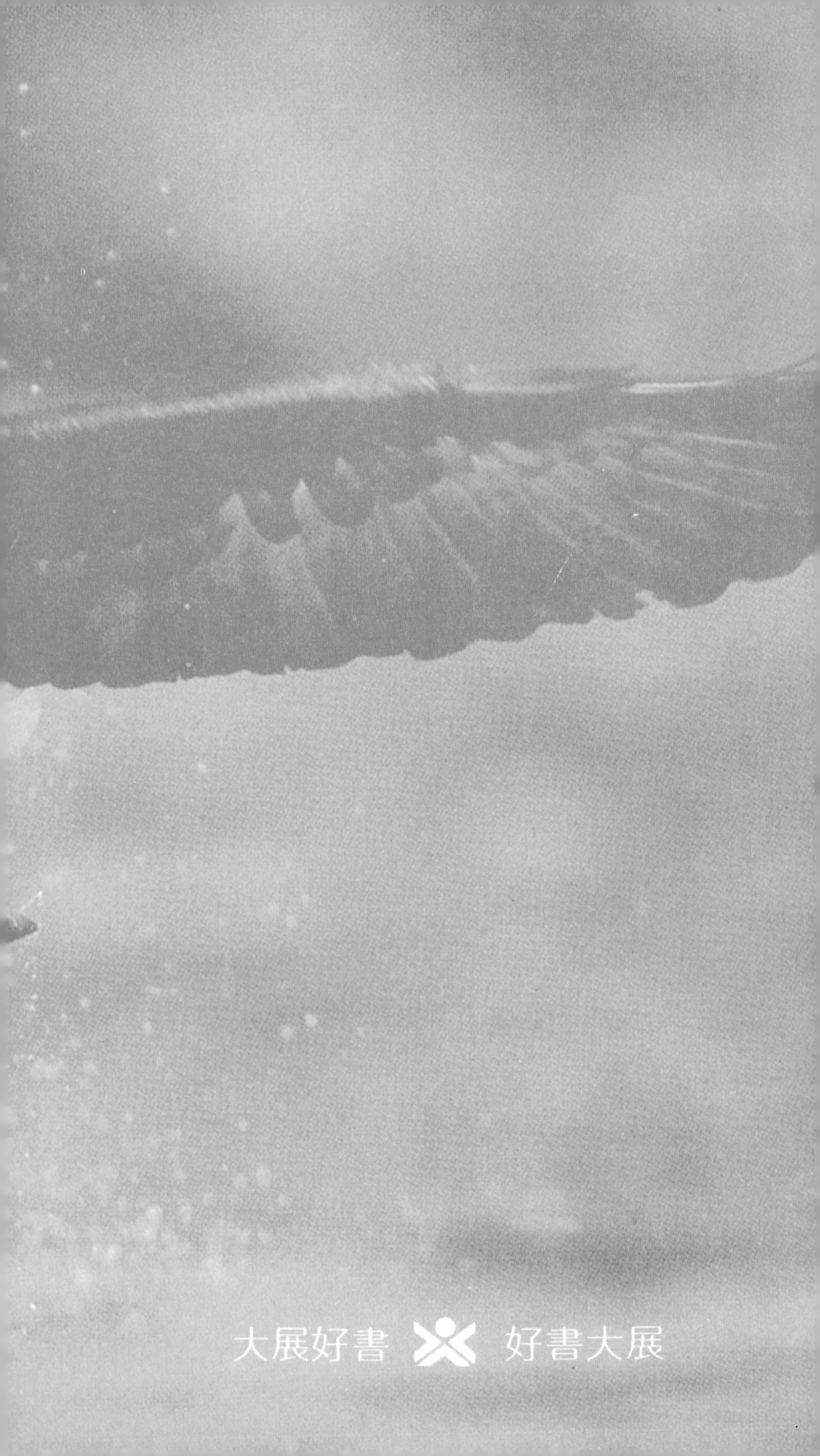
大展好書　好書大展

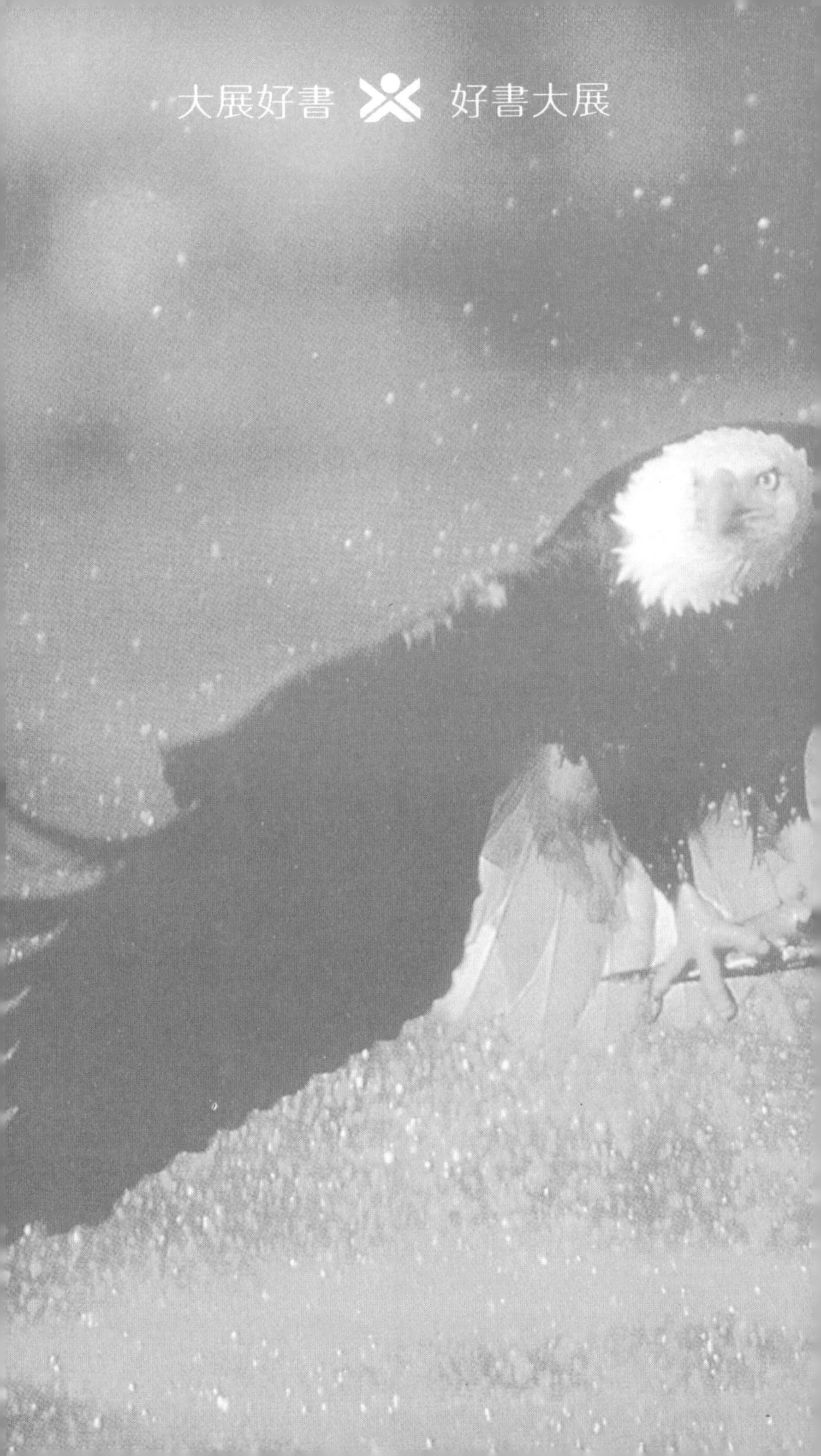
大展好書 好書大展